Die Autorin:

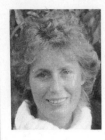

Rosemarie Breuer-Schüder, Jahrgang 1942
Ernährungsmedizinische Beraterin
<u>Jahrelange Beratungstätigkeit:</u> u. a. bei der Deutschen Gesellschaft für Ernährung, im Entwicklungsdienst (Brasilien), in der klinischen Diätetik, in der Diabetesschulung und im Bereich der Sporternährung.
<u>Schwerpunkte ihrer Arbeit:</u> Klinische Ernährungsberatung, Unterricht, Beratungen, Vorträge und Seminare bei Gesundheitsorganisationen und Sportverbänden, Ernährungsberatung im Breitensportbereich- und im Hochleistungssport bei Olympiastützpunkten, Mitarbeiterin verschiedener Sport-Fachzeitschriften.
<u>Buch-Veröffentlichungen:</u> u. a. »Optimale Ernährung im Sport«, 1981. Mitautorin des »Frauenlauf-Buches«, 1982. »Leistungssteigerung durch gezielte Ernährung«, 1984. »Für immer schlank durch Bewegungstraining und gezielte Ernährung«, 1985. »Mehr Wissen mehr Leisten – Eine Ernährungslehre für Sportler und Trainer«, 1986.
In früheren Jahren selbst Leistungssportlerin, u. a. Mitglied der Deutschen Juniorinnen-Nationalmannschaft über 800 Meter.

Anschrift der Autorin:

Rosemarie Breuer-Schüder
Theodor-Heuss-Str. 50
5600 Wuppertal 1

Bildnachweis:
Illustrationen: Heinz Bogner, München
Schulungsunterlagen Bayer Diagnostik, Fa. Boehringer, Fa. Novo
Fotos: Rosemarie Breuer-Schüder

Originalausgabe
Copyright © sportinform Verlag GmbH Franz Wöllzenmüller
Oberhaching 1988
Alle Rechte der Vervielfältigung und Verbreitung einschließlich Film,
Funk, Fernsehen sowie der Fotokopie und des auszugsweisen
Nachdrucks vorbehalten
Printed in Germany 9/1988
Umschlagillustration: Tom Rummonds, Oberhaching
Satz: Filmsatz Schröter GmbH, München
Druck und Bindung: Ebner Ulm

ISBN 3-89284-213-2

1. Auflage

Rosemarie Breuer-Schüder

Gesundheit & Sport

Sport-Ratgeber für Diabetiker
Eine praktische Orientierungshilfe

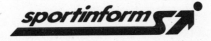

Inhalt

1. Schritt: **Was heißt, mit Diabetes zu leben?** *Seite 9*

2. Schritt: **Die Insuline und ihre Wirkung** *Seite 17*

3. Schritt: **Der Zusammenhang zwischen Kohlenhydrat-Stoffwechsel, Insulin und Leistung** *Seite 25*

4. Schritt: **Berechnung der Kohlenhydrate in der Diabetes-Ernährung** *Seite 32*

5. Schritt: **Zur Diskussion: Sport bei Diabetes** *Seite 46*

6. Schritt: **Welche Voraussetzungen müssen diabetische Sportler erfüllen?** *Seite 54*

7. Schritt: **Unterzuckerung – was ist zu tun?** *Seite 70*

8. Schritt: **Erfahrungsberichte diabetischer Leistungssportler** *Seite 78*

9. Schritt: **Diabetesgerechte Ernährung bei Leistungssport** *Seite 94*

10. Schritt: **Erfahrungsberichte älterer Typ II-Diabetiker** *Seite 99*

Einführung von Prof. Dr. Dietmar Sailer
Leiter der Abteilung für Stoffwechsel und Ernährung an der Medizinischen Universitätsklinik Erlangen

Neben der Ernährung und der Insulinsubstitution ist die körperliche Bewegung die dritte klassische Säule bei der Behandlung des Typ I-Diabetikers. In neuester Zeit kamen allerdings noch die Selbstkontrolle und die Insulin-Selbstanpassung als weitere Therapiesäule hinzu. Es ist also durchaus nicht so, daß die Zuckerkrankheit zur Schonung unter Meidung körperlicher Aktivität führen muß – ganz im Gegenteil.
Für sportliche Aktive, die im Sport mehr als nur eine der vielen Formen der Freizeitgestaltung sehen, stellt sich die berechtigte Frage, inwieweit man als Diabetiker auch Hoch- und evtl. auch Höchstleistungssport betreiben kann. Der geschulte Diabetiker, der souverän seine Ernährung und Insulinsubstitution beherrscht, der weiß, wie er sich auf sportliche Höchstleistungen vorbereiten muß, ist in der Tat in der Lage, sportliche Höchstleistungen zu vollbringen. Dies wird durch eine Reihe von berühmten Sportlern, die Diabetiker sind, täglich belegt.
Um das tägliche Management der Zuckerkrankheit im Hinblick auf sportliche Aktivitäten besser in den Griff zu bekommen, ist dieses Buch geschrieben worden. Es dient aber nicht nur dem, der nach neuen persönlichen Bestleistungen trachtet, sondern vor allem den vielen Diabetikern, denen Sport einfach Freude und Spaß bereitet und der großen Zahl der Diabetiker, die vielleicht ganz gerne sportlich aktiv wären, sich aber bislang nicht dazu aufraffen konnten, weil sie fürchteten, in schwere metabolische Entgleisungen zu geraten.
Gerade beim Diabetiker muß das mit dem Satz »Essen und Trimmen – beides muß stimmen« zum Ausdruck gebrachte auch ins Alltagsleben übertragen werden.

Im Juni 1988　　　　　　　　　　　**Prof. Dr. Dietmar Sailer**

Vorwort

In den vergangenen Jahren ist der Sport für viele Menschen zum festen Bestandteil ihrer Freizeitgestaltung geworden – somit auch für Diabetiker.
Ursache für diesen Sportboom mit der zunehmenden Begeisterung auch älterer Menschen für sportliche Betätigung und dem Angebot immer neuer Sport- und Bewegungsmöglichkeiten ist nicht allein der Wunsch nach Fitneß, Schlankheit und Leistungsfähigkeit sowie Ausgleich der psychischen Belastung am Arbeitsplatz.
Immer mehr Menschen erkennen, daß Sport auch ein hervorragendes Mittel zur Entspannung und seelischen Ausgeglichenheit ist, Geselligkeit und Kontakt mit anderen Menschen bietet und das Selbstwertgefühl und die Lebensfreude ganz allgemein steigern kann.
Darüber hinaus kann Sport auch als Ausgleich für Defizite unseres Lebens wirksam sein, z. B.
- **für den Mangel an Leistungen, die wir uns selbst zuschreiben können,**
- **für den Mangel an unmittelbaren Erlebnissen,**
- **für den Mangel an sozialen Kontakten.**

Wer sich nutzlos vorkommt, keine positive Einstellung zu seiner Umwelt besitzt und damit auch keine Möglichkeit für ein sinnerfüllendes Leben sieht, kann daran krank werden.
Schließlich bedeuten Gesundheit und Fitneß nicht nur ein Freisein von körperlichen Beschwerden. Mit Recht hat die Weltgesundheitsorganisation (WHO) den Begriff Gesundheit als körperliches, psychisches und soziales Wohlbefinden definiert.
Eine positive Lebenseinstellung, Zufriedenheit, Freude und gesteigertes Selbstwertgefühl durch Erfolgserlebnisse sind somit gleichzeitig ein wirksamer Schutz gegen alle möglichen Krankheiten.
Hinzu kommt: In der Bundesrepublik werden pro Jahr viele Milliarden DM für die Behandlung von Krankheiten ausgegeben, die durch Mangel an Bewegungsreizen verbunden mit einer ungesunden Ernährung (zu viel, zu süß, zu fett, zu salzig und zu alkoholreich) verursacht werden. Somit kann man ermessen, daß Sport und eine bedarfsangepaßte richtige Ernährung für die Gesundheit und körperliche Fitneß eines jeden einzelnen immer wichtiger werden und langfristig eine kostensparende Gesundheitsvorsorgemaßnahme darstellen.
Sport erfüllt in unserer Gesellschaft sehr wichtige und völlig unterschiedliche Aufgaben.
Auch Diabetiker sollten soviel und so oft Sport treiben können, wie sie es gern möchten.
Der Deutsche Diabetiker-Bund (DBB) ist der Meinung, daß ein Diabetiker, sofern er nicht unter fortgeschrittenen Folgeschäden leidet, genauso Sport treiben kann wie ein Stoffwechsel-

Gesunder. Voraussetzung dafür ist jedoch das Wissen über die Auswirkungen körperlicher Bewegung auf den Stoffwechsel und auf das eigene Blutzuckerverhalten. Hierin liegt der einzige und wesentliche Unterschied zum Nichtdiabetiker, bei dem der Blutzucker während sportlicher Aktivitäten automatisch im Normalbereich gehalten wird. Daß bei stoffwechselgerechtem Verhalten und entsprechendem Talent und Training diabetische Sportler ebenso zu Höchstleistungen fähig sind wie Gesunde, beweisen die vielen Beispiele internationaler Spitzensportler, Weltmeister und Olympiasieger.

Daß auch ältere, sportlich völlig ungeübte Diabetiker durch regelmäßige Teilnahme an geeigneten Sportprogrammen ihre Lebensqualität insgesamt steigern konnten, zeigen eindrucksvoll Erfahrungen von Diabetiker-Sportgruppen.

Dieser Ratgeber entstand in enger Zusammenarbeit mit diabetischen Sportlern und erfahrenen Diabetes-Ärzten mit dem Wunsch, sporttreibenden Diabetikern praktisches Grundwissen und Orientierungshilfen zu vermitteln, damit sie im Alltag den Sport ihrer Wahl ohne Probleme ausüben können. Denn die Wahrscheinlichkeit, durch Sport einen persönlichen Gewinn und mehr Lebensqualität zu erzielen, ist nachweisbar sehr groß. Allen Beteiligten, die durch ihre Mitarbeit, ihre Hilfe und ihre Anregungen zum Entstehen dieses Buches beigetragen haben, sei an dieser Stelle sehr herzlich gedankt.

Die vielen Kontakte, die sich aus dieser Zusammenarbeit ergaben, sind für mich ein bleibender Gewinn.

Wuppertal, im Frühjahr 1988   Rosemarie Breuer-Schüder

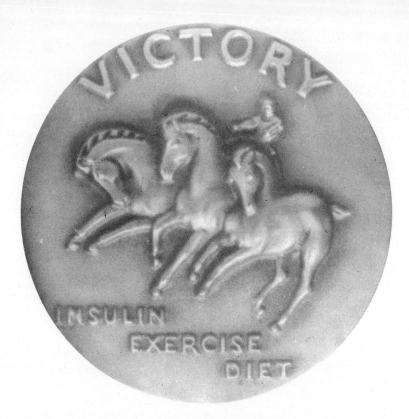

Auf dieser Abbildung ist die Medaille der Joslin-Diabetes-Stiftung in Boston (USA) dargestellt, die eigens für sporttreibende Diabetiker geschaffen wurde. Die symbolische Darstellung des Wagenlenkers beschreibt die Situation des Diabetikers, der die drei Pferde – Insulin, Sport und Diät – in Einklang bringen muß, um sein Ziel zu erreichen.

1. Schritt
Was heißt, mit Diabetes zu leben?

1.1 Was heißt Diabetes mellitus?
1.2 Die Hauptformen des Diabetes
1.3 Warum muß ein zu hoher Blutzuckerspiegel gesenkt werden?
1.4 Was bedeutet die Messung des HbA$_1$-Wertes?

1.1 Was heißt Diabetes mellitus?

Wörtlich übersetzt: »honigsüßes Durchfließen«. Gemeint ist der Zuckergehalt im Urin, der ab einer bestimmten Höhe im Blut über die Nieren mit dem Urin ausgeschieden wird.

● Der Diabetes, volkstümlich auch Zuckerkrankheit genannt, ist eine chronische Stoffwechselerkrankung, von der mehr als drei Prozent unserer Bevölkerung betroffen sind. Das sind von 60 Millionen Menschen in der Bundesrepublik Deutschland etwa zwei Millionen. Ursache ist eine Störung des Kohlenhydrat-Stoffwechsels, die durch einen absoluten oder relativen Mangel an Insulin hervorgerufen wird.

Aufgabe und Wirkung des Insulins
Insulin ist ein Hormon, das in den Inselzellen der Bauchspeicheldrüse (Pankreas) gebildet und gespeichert wird – daher auch der Name – und von dieser wie alle Hormone direkt in das Blut abgegeben wird.

Diabetes ist eine Stoffwechselstörung

Die Inselzellen sind außerdem in der Lage, den Blutzucker zu messen. Überschreitet der Blutzucker eine bestimmte Höhe, wird beim Nichtdiabetiker automatisch Insulin ins Blut abgegeben, das den Zucker in die Zellen transportiert und dadurch den Blutzuckerspiegel wieder senkt. Auf diese Weise wird der Blutzuckerwert automatisch im Normalbereich von etwa 80 mg/dl (Milligramm pro Deziliter ist die Maßeinheit für den Blutzuckerspiegel) Nüchternwert bis höchstens 130 mg/dl

Insulin senkt den Blutzuckerspiegel, indem es den Zucker aus dem Blut in die Zellen transportiert

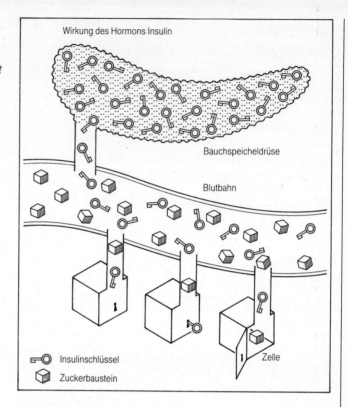

nach Kohlenhydrataufnahme gehalten, selbst bei Aufnahme größerer Mengen an Kohlenhydraten, z. B. in Form von Colagetränken, Malzbier oder Süßigkeiten.

● Insulin senkt den Blutzuckerspiegel, indem es den Zucker **aus** dem Blut **in** die Zellen transportiert. Die Wirkung des Insulins entspricht sozusagen einem Schlüssel. Damit der Zucker in die Zellen eindringen kann, um dort als Energielieferant verbrannt zu werden, schließt Insulin die Zelle auf. Ohne Insulin gelangt der Zucker nicht **in** die Zellen, bleibt im Blut, und der Blutzuckerspiegel steigt an (vergleichbar einem Auto, das ohne Zündschlüssel nicht fahren kann, auch wenn genügend Benzin vorhanden ist).

Ohne Insulin bleibt der Zucker im Blut und steigt dort an

● **Was passiert bei Insulinmangel?**
Insulin ist das einzige blutzuckersenkende Hormon und gleichzeitig das wichtigste Hormon für den Aufbau von Körpersubstanz.
Wird von der Bauchspeicheldrüse zu wenig oder überhaupt kein Insulin produziert, dann kann der Zucker im Blut nicht in die Zelle gelangen und dort als Energielieferant verwertet werden. Folglich bleibt der Zucker im Blut und steigt dort an, während die Zellen die notwendige Energie nicht erhalten. Bei Insulinmangel sind gleichzeitig der Fett- und Eiweißstoffwech-

Die Grenze, von der an Zucker im Urin ausgeschieden wird, heißt Nierenschwelle. Bei Erwachsenen liegt die Nierenschwelle durchschnittlich bei 180 mg/dl, bei Kindern niedriger.

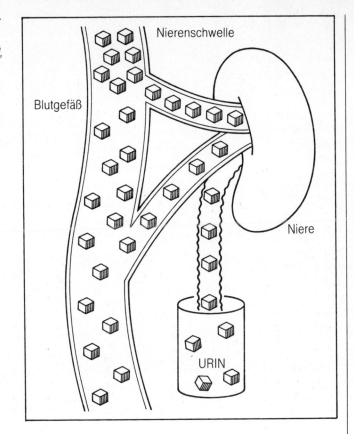

sel gestört, denn ohne Insulin wird Eiweiß und damit Muskulatur nicht so gut aufgebaut.

● **Was passiert, wenn der Zuckerspiegel im Blut ansteigt?**
Ab einer bestimmten Grenze wird Zucker über die Nieren mit dem Urin ausgeschieden. Daher rührt auch der Name »Diabetes mellitus«.
Diese Grenze, von der an Zucker im Urin ausgeschieden wird, heißt Nierenschwelle und ist gewissermaßen vergleichbar mit

Bei Überschreiten der Nierenschwelle wird Zucker mit dem Harn ausgeschieden

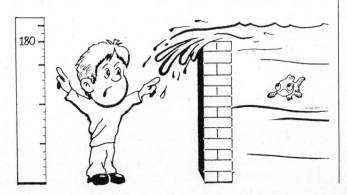

einer Staumauer, bei der die Niere die Funktion eines Überdruckventils hat. Je höher der Blutzuckerspiegel ansteigt, um so mehr Zucker wird über die Niere mit dem Urin ausgeschieden.
Bei Erwachsenen liegt die Nierenschwelle durchschnittlich bei 180 mg/dl, bei Kindern niedriger. So lange der Blutzucker unter der Nierenschwelle liegt, gelangt kein Zucker in den Urin.

Folgen der Zuckerausscheidung im Urin

● Die Zuckerausscheidung im Urin ist also ein Spiegelbild des Blutzuckers. Hohe Urinzuckerwerte bedeuten gleichzeitig hohe Blutzuckerwerte.
Da der Zucker nicht in Form von Würfel- oder Puderzucker ausgeschieden werden kann, sondern nur in gelöster Form, kommt es zwangsläufig zu Wasserverlusten, die gesteigertes Durstgefühl nach sich ziehen.
Gleichzeitig geht der ausgeschiedene Zucker als wichtiger Energielieferant für die Zellen verloren. Folgeerscheinungen sind Müdigkeit, abnehmende Leistungsfähigkeit und Gewichtsabnahme. Da Kohlenhydrate als wichtige Energiequelle nur unvollständig verwertet werden können, werden zur Energiegewinnung Fettsäuren aus den Fettdepots abgebaut. Dabei entstehen Ketonkörper, wie z. B. Aceton, das im Urin mit Teststreifen nachgewiesen werden kann.
Wird kein Harnzucker ausgeschieden, dann liegt der Blutzucker unterhalb der Nierenschwelle, also normalerweise unter 180 mg/dl.

● **Die verschiedenen Diabetes-Formen**
Unter dem Oberbegriff »Diabetes mellitus« verbergen sich eine Reihe unterschiedlicher Diabetesformen.
Die derzeit gültige Einteilung und die diagnostische Einstufung wurden 1980 durch die Diabetes-Expertenkommission der Weltgesundheitsorganisation (WHO) neu definiert. Danach wird der Diabetes mellitus in den insulinpflichtigen Typ I und den primär nicht insulinpflichtigen Typ II eingeteilt.

1.2 Die Hauptformen des Diabetes

Typ I- und Typ II-Diabetes

Typ I = Jugendlichendiabetes
Typ II = Erwachsenendiabetes

● **Typ I-Diabetes**
Etwa 5–10 Prozent aller Diabetiker in der Bundesrepublik Deutschland haben erhöhte Blutzuckerwerte, weil ihre Bauchspeicheldrüse kein oder fast kein Insulin bildet. Betroffen sind meist junge und schlanke Menschen. In der Regel besteht durch Selbstzerstörung der insulinproduzierenden Inselzellen in der Bauchspeicheldrüse ein absoluter Insulinmangel. Bei

Typ I-Diabetes muß mit Insulin behandelt werden

dieser Diabetesform handelt es sich also um eine Störung im Bereich des »Senders«, also der Bauchspeicheldrüse.

● Hier muß mit Insulin behandelt werden. Keine Diät – weder eine Körner-Kur noch eine Zitronenkur oder sonst eine »Wunderdiät« – können das fehlende Insulin ersetzen.
Selbst das beste Sportprogramm kann das fehlende lebensnotwendige Insulin nicht ersetzen. Bis heute kann Insulin auch nicht in Tabletten- oder Tropfenform eingenommen werden, da Insulin ein Eiweißkörper ist, der durch die Verdauungssäfte zerstört und dadurch unwirksam gemacht würde.

● **Typ II-Diabetes**
Ungefähr 90–95 Prozent aller Diabetiker in der Bundesrepublik Deutschland haben erhöhte Blutzuckerwerte, obwohl in der Regel ihre Bauchspeicheldrüse noch ausreichend eigenes Insulin produziert. Betroffen sind meist erwachsene, übergewichtige Menschen.

Beim Typ II-Diabetes ist das körpereigene Insulin in seiner Wirkung beeinträchtigt

Hierbei handelt es sich nicht wie beim insulinpflichtigen Typ I-Diabetes um eine Störung im Bereich des »Senders«, also der Bauchspeicheldrüse, sondern um eine Störung im Bereich des »Empfängers«, also im Bereich der Insulin-Rezeptoren der zuckerbedürftigen Zellen.

● Bedingt durch Übergewicht und andere Faktoren, z. B. Bewegungsmangel, ist das noch vorhandene körpereigene Insulin in seiner Wirkung beeinträchtigt. Dadurch wird Insulin verspätet oder nur verzögert ins Blut abgegeben, und es reicht nicht aus, um den Blutzuckerspiegel im Normalbereich zu halten. Wenn Insulin mit einem Schlüssel verglichen wird, der die Zellen für Zucker aufschließt, dann läßt sich diese Störung mit einer Veränderung der »Schlüssellöcher« vergleichen. Der Schlüssel, also das Insulin, paßt nicht mehr in die Schlüssellöcher. Folge: Die Zellen können nicht geöffnet werden. Der Zucker bleibt im Blut und steigt an. Folglich führt auch diese Störung zu erhöhten Blutzuckerwerten. Die unzureichende Wirkung der körpereigenen Insulinproduktion wird als Insulinresistenz (= verminderte Insulinwirkung an den Zellen) bezeichnet.

Insulinresistenz

Gewichtsreduktion allein kann schon die Blutzuckerwerte normalisieren

● **Allein durch die Gewichtsabnahme wird der Körper wieder empfindlicher für das noch vorhandene Insulin. Deshalb sollten übergewichtige Typ II-Diabetiker vor jeglicher anderen Behandlung zunächst eine Gewichtsabnahme anstreben. Neben einer vernünftigen diabetesgerechten Ernährung kann ein geeignetes Sportprogramm die Gewichtsabnahme fördern und die Insulinwirkung so verbessern, daß die körpereigene Insulinproduktion wieder ausreichen kann, die Blutzuckerwerte in akzeptablen Bereichen zu halten.**

Erst wenn trotz diätetischer Bemühungen mit einer diabetesgerechten Ernährung keine zufriedenstellende Stoffwechseleinstellung zu erzielen ist, sollte eine Behandlung mit blutzuckersenkenden Tabletten erfolgen. Die Tabletten können eine verstärkte Ausschüttung des noch vorhandenen eigenen Insulins aus der Bauchspeicheldrüse anregen. Die Wirkung der Tabletten ist an das Vorhandensein körpereigenen Insulins gebunden. Infolgedessen kommt eine Behandlung mit Tabletten nur für Typ II-Diabetiker in Betracht, die noch über eine eigene Insulinproduktion verfügen.

Die Wirkung der Tabletten ist an das Vorhandensein körpereigenen Insulins gebunden

Nach langer Behandlungsdauer mit Tabletten kann es vorkommen, daß die Inselzellen ihre Produktion einstellen (die Bauchspeicheldrüse ist ausgequetscht).

Wenn trotz maximaler Tabletten-Dosis nicht mehr genügend Insulin freigesetzt werden kann, bringt eine weitere Erhöhung der Tabletten-Dosis keine Verbesserung des Stoffwechsels. Eine zufriedenstellende Stoffwechseleinstellung (erkennbar am HbA_1-Wert) kann dann nur durch zusätzliche Insulingaben erreicht werden.

1.3 Warum muß ein zu hoher Blutzuckerspiegel gesenkt werden?

Privatdozent Dr. Hans J. Cüppers, Oberarzt der Medizinischen Klinik des Ferdinand-Sauerbruch-Klinikums Wuppertal, bemerkt zur Notwendigkeit der Senkung eines zu hohen Blutzuckerspiegels:

Urinzuckerausscheidung bedeutet Wasser-, Energie- und Mineralstoffverluste

»Ein hoher Blutzuckerspiegel muß gesenkt werden, damit akute Beschwerden, z. B. Wasserverluste durch Urinzuckerausscheidung, die immer Mineralstoff- und Energieverluste bedeuten, vermieden werden. Ein hoher Blutzuckerspiegel muß aber auch gesenkt werden, um der langfristigen Entstehung von Folgeschäden an den Blutgefäßen, insbesondere an Augen und Nieren und den Nervenbahnen, z. B. am Herzen, am Magen-Darmtrakt und an den Extremitäten, vorzubeugen bzw. wirksam entgegenzuwirken.«

● **Was ist eine gute Diabetes-Einstellung?**
»Bei älteren Diabetikern, die über 70 Jahre alt sind, ist das 1. Therapieziel eine symptomfreie Einstellung, d. h. eine normale Lebensführung ohne Zuckerausscheidung im Urin. Bei ausschließlich diätetisch eingestellten Diabetikern sollte der HbA_1-Wert unter 8,5% liegen und bei älteren insulinpflichtigen Diabetikern unter 9%.
Bei jungen Diabetikern sollte der HbA_1-Wert im Normalbereich, d. h. je nach Bestimmungsmethode der HbA_1c-Wert unter 6,5% und der HbA_1-Wert unter 8% liegen.«

1.4 Was bedeutet die Messung des HbA₁-Wertes?

Der HbA₁-Wert gibt Aufschluß über die Qualität der Diabeteseinstellung

Die Bestimmung des HbA₁-Wertes (= Zuckerhämoglobin) gibt Aufschluß über die Qualität der Diabeteseinstellung der zurückliegenden sechs bis acht Wochen. Was heißt HbA₁? Hb ist die Abkürzung für Hämoglobin, den roten Blutfarbstoff, der den Sauerstoff zu allen Organen und Geweben transportiert und sich in den roten Blutkörperchen befindet. An Hämoglobin lagert sich Glukose (= Blutzucker) an. Der Teil, an den sich Glukose anlagert, heißt HbA₁. HbA₁c ist eine Untergruppe innerhalb der HbA₁-Gruppe und kann ebenso zur Bestimmung von »verzuckertem Hämoglobin« herangezogen werden. Ständig erhöhte Blutzuckerwerte führen zu erhöhter Anlagerung von Glukose an Hämoglobin und damit zu erhöhten HbA₁-Werten. Da die roten Blutkörperchen eine Lebensdauer von ungefähr drei bis vier Monaten haben, wird das Hämoglobin immer wieder neu gebildet. Da der HbA₁-Wert Aufschluß gibt, wie gut oder wie schlecht der Diabetes in den letzten sechs bis acht Wochen eingestellt war, wird er auch als das Blutzucker-Gedächtnis bezeichnet.

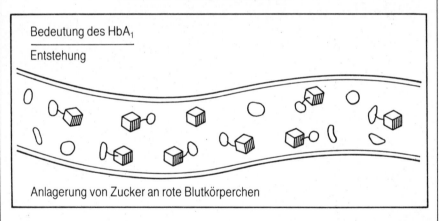

Bedeutung des HbA₁
Entstehung
Anlagerung von Zucker an rote Blutkörperchen

mittlerer Blutzucker	120			160			220	(mg/dl)
HbA₁-Wert	7	8	9	10	11	12	13%	
Stoffwechseleinstellung	←——— gut schlecht ———→							

Verschiedene Diabetesformen

● Beim Typ II-Diabetes wird noch unterschieden zwischen dem **normalgewichtigen Typ IIa** und dem immer **übergewichtigen Typ IIb**.
Eine Sonderform stellt der **Mody-Diabetes** dar, der vor dem 25. Lebensjahr auftritt und mindestens zwei Jahre ohne Insulin gut einstellbar ist.

Unterscheidungsmerkmale der beiden Diabetesformen

	Typ I Jugendlichendiabetes	**Typ II** Erwachsenendiabetes
Ursache	absoluter Insulinmangel	relativer Insulinmangel
Insulin-bedürftigkeit	insulinbedürftig	primär nicht insulin-bedürftig
Alter bei Beginn	meist vor dem 35. Lebensjahr	nach dem 35. Lebensjahr
Gewicht	normalgewichtig	meist übergewichtig
Entwicklung	schnell	langsam
Behandlung	Insulin und Diät	Gewichtsabnahme durch Diät und Bewegung, evtl. Tabletten, später evtl. Insulin

Für diese sehr seltene Diabetesform hat man im angelsächsischen Sprachraum die Bezeichnung »MODY«-Diabetes (maturity onset diabetes in young people) geprägt.

● Für sporttreibende Diabetiker ist besonders die Unterscheidung zwischen insulinbehandeltem und nichtinsulinbehandeltem Diabetes wichtig. Denn wer Sport – ob Hobby- oder Leistungssport – treiben will, muß wissen, wie sein Körper auf Sport reagiert und welche vorbeugenden Maßnahmen zu treffen sind, damit die positiven Auswirkungen sportlicher Betätigung auch zum Tragen kommen.

2. Schritt
Die Insuline und ihre Wirkung

2.1 Insulinausschüttung und Regulierung des Blutzuckerspiegels beim Nichtdiabetiker
2.2 Möglichkeiten der Insulinbehandlung
2.3 Woher kommt das Insulin?

Auf die Insulinzufuhr von außen sind alle Menschen angewiesen, deren Bauchspeicheldrüse zu wenig oder kein Insulin produziert.
Das sind alle Typ I-Diabetiker sowie Typ II-Diabetiker, deren Blutzuckerwerte sich trotz Behandlung mit Diät und blutzuckersenkenden Tabletten nicht mehr in einem zufriedenstellenden Bereich bewegen.

● Insulin ist ein Eiweißkörper und muß deshalb, wie bereits erwähnt, subkutan, d. h. in das Unterhautfettgewebe, gespritzt werden. Auf anderem Wege, z. B. in Tablettenform, ist die Zufuhr nicht möglich, da Insulin wie alle Eiweißkörper im Magen-Darm-Trakt durch die Verdauungssäfte gespalten würde.

Insulin muß gespritzt werden

Jeder Diabetiker, insbesondere der sporttreibende, muß die Wirkung seines Insulins kennen, um sportbedingte notwendige Anpassungen eigenverantwortlich durchführen zu können. Um die verschiedenen Möglichkeiten und Strategien der heutigen Insulinbehandlung zu verstehen, soll an dieser Stelle zunächst die Regulierung des Blutzuckerspiegels, wie sie beim Nichtdiabetiker erfolgt, dargestellt werden.

2.1 Insulinausschüttung und Regulierung des Blutzuckerspiegels beim Nichtdiabetiker

Die Abbildung zeigt, daß beim Nichtdiabetiker ständig etwas Insulin im Blut vorhanden ist. Diese Insulinmenge nennt man Basalrate, und sie dient zur Regulation und Aufrechterhaltung des Stoffwechsels (ohne Insulin gelangt keine Glukose in die Zellen).

Nach Kohlenhydrataufnahme wird beim Nichtdiabetiker zusätzlich Insulin ausgeschüttet.

Zusätzlich wird bei ansteigenden Blutzuckerwerten, z. B. nach mahlzeitenbedingter Kohlenhydrat-Aufnahme, jedesmal Insulin ins Blut ausgeschüttet. Diese zusätzliche Insulinausschüttung bei ansteigenden Blutzuckerwerten wird als **Bolus** bezeichnet. Die Bolusabgabe bewirkt, daß der Blutzuckerspiegel selbst nach hoher Kohlenhydrat-Aufnahme immer im Normalbereich von mindestens 70 mg/dl (Nüchternwert) bis höchstens 130 mg/dl nach Kohlenhydrat-Mahlzeiten gehalten werden kann.

Beim Nichtdiabetiker ist ständig etwas Insulin im Blut vorhanden. Zusätzlich wird bei ansteigenden Blutzuckerwerten nach Kohlenhydrataufnahme jedesmal Insulin ins Blut ausgeschüttet. Dadurch bleibt der Blutzuckerspiegel immer im Normalbereich.

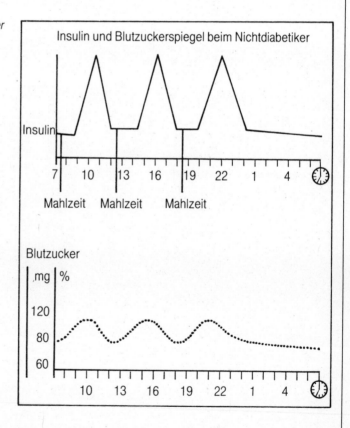

2.2 Möglichkeiten der Insulinbehandlung

In der Diabetesbehandlung gibt es verschiedene Möglichkeiten, das fehlende Insulin zu ersetzen.
Man unterscheidet:

Wirkungsweise der verschiedenen Insuline

1. Normalinsuline oder Altinsuline
Normalinsuline sind schnell wirkende, gut steuerbare Insuline. Bei richtiger Handhabung sind sie hervorragend geeignet, den mahlzeitenbedingten Blutzuckeranstieg zu senken. Ihre blutzuckersenkende Wirkung hält jedoch nur einige Stunden an. Diese kurze Wirkdauer macht mehrere Injektionen täglich erforderlich.
Normalinsuline werden auch Altinsuline genannt, weil sie in den ersten Jahren nach Entdeckung des Insulins (1922) als einzige zur Verfügung standen. Erst die 30er Jahre brachten die Ergänzung durch Verzögerungsinsulin.

2. Verzögerungsinsuline oder Intermediärinsuline
Verzögerungsinsulinen sind bestimmte Verzögerungsstoffe zugesetzt, z. B. Zink oder Protamin. Diese bewirken, daß das Insulin langsam freigesetzt wird, also verzögert ins Blut gelangt. Dadurch setzt die blutzuckersenkende Wirkung zwar langsamer ein, hält dafür aber länger an, je nach Insulinart etwa 10 bis 20 Stunden.
Die Behandlung mit Verzögerungsinsulin erfordert zwar in der Regel nur zwei Injektionen am Tag. Dafür müssen die Mahlzeiten pünktlich nach der Wirkung des Insulins erfolgen, um Überzuckerungen (Hyperglykämien) oder Unterzuckerungen (Hypoglykämien) zu vermeiden.

3. Mischinsuline oder Kombinationsinsuline
Kombinationsinsuline sind gebrauchsfertige Mischungen aus Normal- und Verzögerungsinsulinen mit jeweils unterschiedlichen Anteilen. Es gibt von den vier Insulinfirmen Novo, Hoechst, Nordisk und Lilly eine Vielzahl an fertigen Kombinationsinsulinen, deren Anteil an kurzwirkendem Normalinsulin zwischen 10 und 50 Prozent liegt. Eine Mischung von Normal- und Verzögerungsinsulin kann auch nach individuell gewünschtem Wirkprofil selbst hergestellt werden. Ältere Diabetiker sind meist mit einer gebrauchsfertigen Mischung eingestellt.

4. Basis-Bolus-Insulinkonzept
Seit einigen Jahren ist für geschulte Diabetiker der Einstieg in die intensivierte Insulintherapie mit Hilfe der leicht zu handhabenden sogenannten Insulinpens möglich. Diese ähneln in Größe und Aussehen einem Füllfederhalter (daher rührt auch der Name). Anstelle der Tintenpatrone befindet sich eine

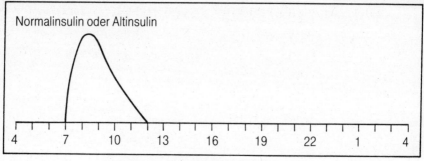

Normalinsuline sind schnell wirkende, gut steuerbare Insuline. Da ihre blutzuckersenkende Wirkung nur einige Stunden anhält, sind täglich mehrere Injektionen erforderlich.

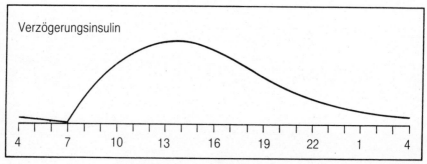

Verzögerungsinsuline gelangen verzögert ins Blut. Da ihre blutzuckersenkende Wirkung zwar langsamer einsetzt, dafür aber länger anhält, genügen in der Regel täglich 2 Injektionen.

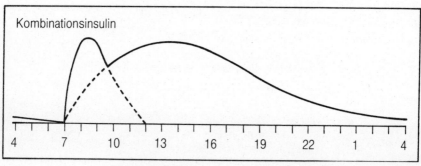

Kombinationsinsuline sind gebrauchsfertige Mischungen aus Normal- und Verzögerungsinsulinen mit jeweils unterschiedlichen Anteilen.

gebrauchsfertige Insulinpatrone. Die neuen Insulinpens vereinfachen die Insulinzufuhr, weil die üblichen Vorbereitungen für das Spritzen entfallen. Beim Basis-Bolus-Prinzip wird ein über 24 Stunden lang wirkendes Verzögerungsinsulin als Basalrate zur Abdeckung des Insulin-Grundbedarfs zugeführt. Der mahlzeitenbedingte zusätzliche Insulinbedarf wird in Abhängigkeit von der Blutzuckerhöhe und gewünschter Kohlenhydrataufnahme mit dem Insulinpen als Bolus zugeführt.

5. Insulinpumpen
Mit Hilfe einer tragbaren Insulinpumpe wird Normalinsulin als Basalrate dem Unterhautfettgewebe durch einen Katheder kontinuierlich zugeführt. Diese deckt den Insulin-Grundbedarf zur Aufrechterhaltung der Stoffwechselvorgänge ab. Zu den Kohlenhydrat-Mahlzeiten wird je nach gewünschter Kohlenhydratzufuhr und in Abhängigkeit vom Blutzuckerwert zusätzlich Insulin per Knopfdruck als sogenannter Bolus abgerufen. Im Gegensatz zum Basis-Bolus-Prinzip wird auch die Basalrate zur Deckung des Insulin-Grundbedarfs kontinuierlich mit einem Normalinsulin zugeführt. Die kontinuierliche Insulintherapie mittels tragbarer Insulinpumpen kommt somit der normalen Insulinabgabe des Nichtdiabetikers am nächsten.

2.3 Woher kommt das Insulin?

Insulin wird aus den Bauchspeicheldrüsen von Tieren gewonnen. Es besteht aus 51 Aminosäuren (= Eiweißgrundbausteine).

Die Gewinnung von Insulin

● Unterschieden wird zwischen
– Rinder-Insulin
– Schweine-Insulin
– Human-Insulin

Rinder-Insulin unterscheidet sich vom menschlichen Insulin in drei Aminosäuren, Schweine-Insulin nur in einer Aminosäure.

● Seit 1982 werden von den Insulinfirmen Human-Insuline mit einer dem menschlichen Insulin identischen Eiweißstruktur hergestellt.
Die Herstellung von Human-Insulinen geschieht auf zwei verschiedenen Wegen:
– biologisch-chemisch (= semisynthetisch)
– gentechnologisch (= biosynthetisch)

Die **semisynthetische** Gewinnung erfolgt, indem die eine abweichende Aminosäure des Schweine-Insulins umgewandelt wird.
Die **biosynthetische** Gewinnung erfolgt, indem Bakterien so programmiert werden, daß sie das Hormon produzieren.
Wegen der Nebenwirkungen von tierischem Insulin, insbesondere Rinderinsulin, wird bei Neueinstellungen heute Human-Insulin bevorzugt. Nach Umstellung auf Human-Insulin, z. B. bei Neueinstellungen, werden nach Erfahrungsberichten vieler Diabetiker die Zeichen einer sich anbahnenden Unterzuckerung nicht mehr so deutlich wahrgenommen. Es gibt Diabetologen, die aufgrund dieser Beobachtung trotz der heute verfügbaren Human-Insuline wieder Schweine-Insulin einsetzen.

Humaninsulin: Eine neue Entwicklung

Dazu Dr. Heinz Krönke vom Diabetes Schulungs- und Therapiezentrum am Elisabeth-Krankenhaus Essen: »Bei der Annäherung an normale und nichtdiabetische Stoffwechselsituationen mit Senkung der HbA_1-Werte muß mit dem Risiko häufigerer Unterzuckerungen gerechnet werden. Daher ist bei einer Umstellung äußerste Vorsicht geboten für Patienten, die nicht in der Lage sind, ihre Unterzuckerungen rechtzeitig zu erkennen. Bei Human-Insulinen können sich die Symptome der Unterzuckerung ändern, so daß es in diesen Fällen sinnvoll erscheint, auf hochgereinigte Schweine-Insuline umzusteigen.«

Zu der Bedeutung des Human-Insulins in der Hypoglykämiegenese nimmt Privatdozent Dr. Hans J. Cüppers, Oberarzt der Medizinischen Klinik im Wuppertaler Ferdinand-Sauerbruch-Klinikum, Stellung: »Noch sind die Diabetologen geteilter Meinung, ob nach Applikation von Human-Insulin die Hypoglykämien symptomärmer ablaufen und dadurch gefährlicher sind. Die einen behaupten, daß eine Vielzahl von Patienten davon betroffen und somit gefährdet sind. Andere wiederum sehen in der Behandlung mit Human-Insulin keine Probleme. Bisher fehlen hierzu objektive Studien. In Kürze erscheint aber hierzu die Publikation eines Baseler Diabetologen. Man kann nur hoffen, daß die durchgeführten Studien soviel Klarheit bringen, daß dieses Problem in Zukunft nicht mehr weiter diskutiert werden muß.«

Prof. Dietmar Sailer, Leiter der Abteilung für Stoffwechsel und Ernährung an der Universitätsklinik Erlangen, ist der Überzeugung, daß die Ursache für die verminderte Wahrnehmung der Frühsymptome einer Unterzuckerung nicht auf das Human-Insulin zurückzuführen sind, sondern auf die heute durch-

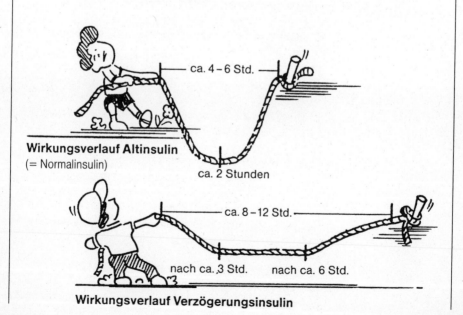

Wirkungsverlauf Altinsulin
(= Normalinsulin)

Wirkungsverlauf Verzögerungsinsulin

schnittlich straffere Insulineinstellung: »Ich meine, daß die verminderte Wahrnehmung hypoglykämischer Reaktionen nicht eine Frage der Insulinart, sondern der besseren Einstellung ist. Als Beweis hierfür könnten die vielen Pumpenpatienten angeführt werden, die teilweise mit Schweine-Insulin und teilweise mit Human-Insulin versorgt werden. Auch unter den hochgereinigten Schweine-Insulinen wird man bei Pumpenträgern immer wieder tiefe Blutzuckerwerte feststellen können, die von den Betroffenen nicht subjektiv erfaßt werden.«

Wirkungsverlauf der einzelnen Insulinarten

Wirkungsverlauf	Normalinsulin	Verzögerungsinsulin
Wirkungsbeginn	nach 20–30 Min.	nach 30–60 Min.
Wirkungsmaximum	nach 1– 2 Stunden	nach 3– 6 Stunden
Wirkungsende	nach 4– 6 Stunden	nach 10–14 Stunden
Spritz-Eßabstand	ca. 10–15 Min.	ca. 30–60 Min.

Mischinsuline haben einen unterschiedlichen Anteil an schnell wirksamen Normalinsulinen

Der Wirkungsverlauf von Kombinationspräparaten, also von fertigen Mischungen aus Normal- und Verzögerungsinsulinen, hängt von den jeweiligen Anteilen ab. Es gibt Mischinsuline mit einem Anteil von Normalinsulin zwischen 10 und 50 Prozent.

● Insbesondere sporttreibende Diabetiker müssen den Wirkungsverlauf ihres Insulins kennen. Für sie ist eine Insulinzufuhr empfehlenswert, die gleichzeitig ein Höchstmaß an Freiheit und Flexibilität für die gewünschten sportlichen Aktivitäten zuläßt.
Voraussetzung zum problemlosen Sporttreiben ist selbstverständlich die Kenntnis des eigenen Insulin-Wirkungsprofils, des Blutzuckerverlaufs und der sportgerechten Ernährung.
Die Frage, mit welchem Insulin der Stoffwechsel am besten gesteuert werden kann, beantwortet Prof. Dietmar Sailer folgendermaßen:
»Am besten läßt sich der Blutzuckerspiegel beim sportlich aktiven Diabetiker natürlich mit Normalinsulin steuern. Verzögerungsinsuline haben den Nachteil, daß sie nach ihrer Injektion nicht mehr modifiziert werden können.
Normalinsuline, die mit kurzer Halbwertszeit wirksam sind, lassen sich natürlich viel besser an die unterschiedlichen Gegebenheiten des Sportaktiven anpassen. Folgende Punkte sind zu beachten:

1. **Ein sportaktiver Diabetiker muß sein Blutzuckerverhalten genau kennen (das individuell sehr verschieden sein kann).**
2. **Er muß die Blutzuckerselbstkontrolle beherrschen und**
3. **er muß gelernt haben, sich an den aktuellen Blutzukkerwert mit variablen Insulindosen anzupassen.**

4. Er muß den Diabetikerausweis als auch die »Extra-BEs« ständig bei sich tragen, wobei es auch wünschenswert ist, daß die Blutzuckermeßgeräte einschließlich der notwendigen Teststreifen zum Messen des Blutzuckerspiegels mit zum Sportplatz genommen werden.«

3. Schritt
Der Zusammenhang zwischen Kohlenhydrat-Stoffwechsel, Insulin und Leistung

3.1 Was sind Kohlenhydrate?
3.2 Aufbau der Kohlenhydrate
3.3 Kohlenhydrate als wichtige Energiereserve
3.4 Fettspeicherung von Kohlenhydraten
3.5 Leistungsförderung durch kohlenhydratreiche Ernährung
3.6 Berechnung der Kohlenhydrate in der Diabetes-Ernährung
3.7 Getränke in der Diabetesdiät

3.1 Was sind Kohlenhydrate?

Kohlenhydrate ist ein Sammelbegriff für verschiedene Zucker- und Stärkearten

Kohlenhydrate ist ein Sammelbegriff für eine Reihe organischer Verbindungen, die ihre Entstehung der Einwirkung von Licht auf Wasser und Kohlendioxid in der Pflanze verdanken (Photosynthese). Für den Menschen als Nährstoffe verwertbare Kohlenhydrate sind die Zucker- und Stärkearten. Die Wirkung der einzelnen Kohlenhydrate auf Blutzucker und Stoffwechsel ist völlig unterschiedlich.

● **Welche Nahrungsmittel enthalten Kohlenhydrate?**
Mit Ausnahme von Milch und Milcherzeugnissen sind Kohlenhydrate überwiegend in pflanzlichen Lebensmitteln enthalten, insbesondere in Brot und Getreideerzeugnissen, Obst, Obstsäften und Trockenfrüchten sowie in allen zuckerhaltigen Getränken und Speisen.

Einteilung und Vorkommen von Kohlenhydraten

Kohlenhydratarten	Beispiele	Vorkommen (Beispiele)
1. Einfachzucker (Monosaccharide)	Traubenzucker (Glukose) Fruchtzucker (Fruktose) Galaktose	Obst, Obstsaft Honig Milchzucker
2. Zweifachzucker (Disaccharide)	Haushaltszucker (Saccharose) Malzzucker (Maltose) Milchzucker (Laktose)	Limonaden, Cola-Getränke Würfelzucker, Süßwaren Bier, Malzgetränke Milch, Joghurt
3. Wasserlösliche Saccharid- gemische (sogenannte Oligosaccharide)	Maltodextrine Glukosesirupe	Kohlenhydratkonzentrate, z. B. Malto-dextrin 19 Sport-Energiedrinks, z. B. Champenergie Trink- + Sondennahrung
4. Vielfachzucker (komplexe KH) (Polysaccharide)	Stärke Glykogen Ballaststoffe Zellulose Pektine	Kartoffeln, Brot, Reis Getreideerzeugnisse Hülsenfrüchte Leber, Muskeln Gerüstsubstanz pflanzlicher Zellwände, z. B. in Vollkornprodukten als Konzentrat z. B. in Weizenkleie, Gerstreen

(Gerstreen ist ein Ballaststoffkonzentrat, das nach einem speziellen Verfahren aus Biertreber gewonnen wird und zur Ballaststoffanreicherung von Backwaren eingesetzt wird.)

3.2 Aufbau der Kohlenhydrate

Bildlich läßt sich der Kohlenhydrat-Aufbau mit einer langen Perlenkette vergleichen. Jede einzelne Perle ist ein Einfachzucker, der unverändert ins Blut gelangt.
Zweifachzucker entspricht zwei aneinandergereihten Perlen, die vor der Aufnahme ins Blut erst getrennt werden müssen.
Vielfachzucker kann viele, bis zu mehreren tausend aneinandergereihten »Perlen« enthalten, die erst zu einzelnen Perlen getrennt werden müssen, bevor sie ins Blut aufgenommen werden können.
Die Art der Bindung ist ausschlaggebend dafür, ob die Ketten im menschlichen Darm spaltbar sind oder nicht.

● Nach ihrer Molekülgröße und nach ihrer Wirkung lassen sich im wesentlichen drei Gruppen voneinander abgrenzen:
1. schnell resorbierbare Kohlenhydrate = Zucker, zuckerhaltige Getränke/Speisen, Maltodextrine, Süßwaren,

2. langsam resorbierbare Kohlenhydrate = Gerichte mit Vollkorngetreide, Frischkornmüsli, Rohkost, Hülsenfrüchte,
3. unverdauliche Kohlenhydrate = Ballaststoffe.

● Wie entsteht der Blutzucker?
Alle Mehrfachzucker, ob aus Obst, Milch oder Brot, müssen erst durch die Verdauung in ihre Einzelbausteine zerlegt werden, bevor sie als Glukose, Fruktose oder Galactose durch die Darmwand hindurch ins Blut aufgenommen werden können. Der Zeitraum zwischen Nahrungsaufnahme und dem Endprodukt Glukose wird Resorptionszeit genannt.

● Der Zucker im Blut liegt nur in Form von Glukose vor.

Die Aufnahme von Kohlenhydraten ins Blut erfolgt immer als Glukose (Traubenzucker)

Kohlenhydrate werden aus den verschiedenen Lebensmitteln mit unterschiedlicher Schnelligkeit verdaut, gelangen folglich auch unterschiedlich schnell ins Blut.
Früher wurde angenommen, die Schnelligkeit der Kohlenhydrat-Verdauung hinge allein von der Anzahl der Kohlenhydratbausteine ab, so daß der Blutzuckeranstieg nach Aufnahme der langkettigen Stärke, z. B. in Form von Nudeln oder Kartoffeln, wesentlich langsamer verliefe als nach Aufnahme kurzkettiger Kohlenhydrate, z. B. als Fruktose und Glukose aus Apfelsaft. Diese noch heute weit verbreitete Annahme ist jedoch falsch.

Die Schnelligkeit der Kohlenhydrataufnahme ins Blut hängt von ihrer Verpackung ab

● Die Schnelligkeit der Kohlenhydrataufnahme ins Blut hängt im wesentlichen von ihrer »Verpackung« ab, das heißt, in welcher Form die Kohlenhydrate aufgenommen werden, ob beispielsweise im natürlichen Zellverband, z. B. als Apfel oder Salat mit den natürlichen Ballaststoffen oder in Anwesenheit von Fett und Eiweiß, z. B. als Vollkornbrot mit Belag.
Die Kohlenhydrate aus Apfelsaft gelangen wesentlich schneller ins Blut als die gleiche Kohlenhydratmenge aus Äpfeln. Oder: Kohlenhydrate aus Kartoffelbrei oder Klößen gelangen wesentlich schneller ins Blut als die gleiche Kohlenhydratmenge aus Bratkartoffeln oder Pommes frites. Das gleiche gilt für Kohlenhydrate aus trockenem Brot oder Zwieback im Vergleich zur gleichen Kohlenhydrataufnahme aus Vollkornbrot, mit fett- und eiweißhaltigem Belag.

● Die Schnelligkeit der Kohlenhydrataufnahme ins Blut (= Blutzuckerwirksamkeit) hängt auch von ihrer Verweildauer im Magen ab. Fett und Ballaststoffe verlängern die Verweildauer der Nahrung im Magen. Durch die gleichzeitige Aufnahme von Fett und/oder Ballaststoffen werden Kohlenhydrate langsamer bis zu Glukose abgebaut (im Magen findet keine Kohlenhydrat-Verdauung statt), folglich gelangen sie langsamer ins Blut und bewirken einen langsameren Blutzuckeranstieg.

Grob vereinfacht läßt sich sagen:

Kohlenhydrate aus:		
Traubenzucker, Haushaltszucker Cola-Getränken, Malzbier, Apfelsaft Maltodextrinen	➡	schießen ins Blut
Mehlprodukten, Nährmitteln, Brot Kartoffeln, Nudeln, Reis	➡	strömen ins Blut
rohem Obst	➡	fließen ins Blut
Milch, Joghurt, Quark mit Obst	➡	tropfen ins Blut
Vollkornmüsli, Vollkornbrot rohem Gemüse, Frischkost-Salaten, Hülsenfrüchten	➡	sickern ins Blut

Mit dem Blut gelangt der Blutzucker, also die Glukose, **an** die Körperzellen. Erst mit Hilfe des Insulins kann die Glukose **in** die Zelle hineinkommen.

Ohne Insulin kann Glukose nicht in die Zellen hinein

Fehlt Insulin oder ist es nicht in ausreichender Menge verfügbar, weil es in seiner Wirkung beeinträchtigt ist, dann kann die Glukose nicht in die Zellen gelangen, folglich steigt der Glukosegehalt im Blut (= Blutzuckerspiegel) an.

3.3 Kohlenhydrate als wichtige Energiereserve

Bei den Verdauungsvorgängen werden die verschiedenen Kohlenhydrate zu den Einfachzuckern Glukose, Fruktose und Galaktose abgebaut. Diese treten durch die Darmwand in die Blutbahn über (man nennt diesen Vorgang Resorption) und werden dann mit dem Blut zu den Zellen, z. B. zur Leber oder zum Muskel transportiert. In den Zellen, z. B. den Muskelzellen, wird Glukose als Energielieferant »verbrannt« (= verstoffwechselt). Dabei wird Energie frei.

Zucker wird als Glykogen gespeichert

- Ist das Angebot an resorbiertem Zucker größer als der augenblickliche Bedarf, dann werden die nicht benötigten Glukosemoleküle wieder zu langkettigen Verbindungen, dem Glykogen, zusammengesetzt und in der Leber und im Muskel als Reserveenergie gespeichert.

- Der Organismus verfügt über zwei Glykogenspeicher:

1. **Glykogenspeicher in der Leber,**
2. **Glykogenspeicher in den Muskeln.**

Die Speicherkapazität der Leber ist allerdings sehr begrenzt. Sie umfaßt nur etwa 75 g Kohlenhydrate. Das Leberglykogen hat primär die Aufgabe, den Blutzuckerspiegel konstant zu halten, um Gehirn und zentrales Nervensystem konstant mit Energie versorgen zu können, auch wenn längere Zeit nichts gegessen wird, wie zum Beispiel in der Nacht. Glykogen selbst gelangt nicht ins Blut, kann jedoch bei Bedarf schnell zu Glukose umgewandelt werden. Zwischen dem gespeicherten Glykogen in der Leber und der Glukose im Blut erfolgt ein ständiger Austausch.

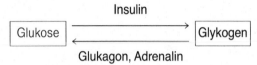

Im Gegensatz zum Glykogen in der Leber kann das Glykogen im Muskel nicht mobilisiert, also zu Glukose umgewandelt und ins Blut abgegeben werden. Das Muskelglykogen kann nur an Ort und Stelle, also im Muskel selbst, abgebaut werden. Dieser Abbau dient der Energiefreisetzung, die zur Muskelarbeit, insbesondere bei intensiven körperlichen z. B. sportlichen Leistungen, benötigt wird.

● Durch Training und durch kohlenhydratreiche Ernährung kann der Glykogengehalt im Muskel erhöht werden. Eine Erhöhung der Glykogenspeicher über den Ausgangswert hinaus wird als Superkompensation bezeichnet und findet im Leistungssport gezielte Anwendung.

3.4 Fettspeicherung von Kohlenhydraten

Überschüssige Kohlenhydrate werden als Fett gespeichert

Sind die Glykogenspeicher aufgefüllt, ist **keine** weitere Speicherung von Kohlenhydraten möglich. Werden nach Auffüllung der Glykogenspeicher weiterhin Kohlenhydrate resorbiert, insbesondere nach einem großen Angebot schnell resorbierbarer Kohlenhydrate wie z. B. zuckerreiche Getränke oder Süßwaren, dann werden diese in Fett umgewandelt und in den Fettdepots gespeichert, deren Speicherkapazität im Gegensatz zu den Glykogenspeichern praktisch unbegrenzt ist.

● **Für die Aufnahme von Glukose in die Zelle wie auch für die Umwandlung in Glykogen oder Fett ist das Vorhandensein von Insulin notwendig.**
In unserer »Nahrungsüberflußgesellschaft« stellen die Fettspeicher weniger eine notwendige Langzeitenergiereserve für Hungerperioden oder Fastenzeiten dar, sondern sind vielmehr Ursache für Übergewicht und Fettsucht mit deren bekannt negativen Folgen.

Die Fettspeicher stammen im wesentlichen aus zwei Quellen:
1. Aus den überschüssigen, d. h. nicht sofort benötigten und nicht speicherfähigen Kohlenhydraten.
2. Aus den mit der Nahrung aufgenommenen überschüssigen Fetten.

Diese verschiedenen Energiespeicher ermöglichen es, daß wir nicht ständig Nahrung aufnehmen müssen, so wie wir ständig atmen müssen.

Kohlenhydrate im natürlichen Verband eines Lebensmittels bevorzugen

● Diese Zusammenhänge sind wichtig im Hinblick auf ein sport- und diabetesgerechtes Ernährungsverhalten. Oftmals bestehen unklare Vorstellungen über Bedeutung und Wirkung **des Zuckergehaltes im Blut, der isolierten und damit rasch resorbierbaren Kohlenhydrate** wie z. B. Traubenzucker, Bonbons, Cola-Getränken, **der Kohlenhydrate im natürlichen Zellverband eines Lebensmittels** wie z. B. Müsli, Brot, Gemüse, Milch, Obst, Hülsenfrüchte, die nicht nur Energie, sondern auch die essentiellen Nahrungsbestandteile liefern, an denen Sportler einen höheren Bedarf haben.

3.5 Leistungsförderung durch kohlenhydratreiche Ernährung

Die Bedeutung und der Einfluß der Kohlenhydrate auf die Gesundheit und die körperliche Leistungsfähigkeit wurde lange Zeit unterschätzt.
In den letzten Jahren wurden die Empfehlungen für die wünschenswerte Kohlenhydratzufuhr erhöht.

Empfehlenswerter Kohlenhydratanteil in der Ernährung

In der Neuregelung der Ernährungsempfehlungen der Deutschen Gesellschaft für Ernährung (DGE) von 1985 wird ein Kohlenhydratanteil von 55 bis 60% der Gesamtenergiezufuhr empfohlen.
In der Sportmedizin wird für Ausdauersportler schon seit vielen Jahren ein Kohlenhydratanteil von etwa 60% in der Basisernährung für wünschenswert und leistungsfördernd gehalten. Inzwischen empfiehlt auch der Ernährungsausschuß der Deutschen Diabetes-Gesellschaft eine Anhebung des Kohlenhydratanteils in der Ernährung des Diabetikers.

● **Empfohlene Nährstoffverteilung für Diabetiker:**
50 bis 55% Kohlenhydrate
15 bis 20% Eiweiß
maximal 30% Fett

Empfehlungen sind natürlich nur so gut, wie sie langfristig in die Ernährungspraxis umgesetzt werden können. Bei unseren derzeitigen Ernährungsgewohnheiten ist es nicht einfach, die genannten Empfehlungen in schmackhafte und praxisnahe Mahlzeiten umzusetzen, denn bekanntlich gehören Ernährungsgewohnheiten zu den stabilsten Verhaltensweisen überhaupt. Die statistisch ermittelte Kohlenhydrataufnahme der Allgemeinbevölkerung liegt nach Daten aus dem Ernährungsbericht 1984 seit Jahren nur knapp über 40 Prozent. Auswertungen von Ernährungsprotokollen ergaben, daß Diabetiker noch kohlenhydratärmer essen als die Allgemeinbevölkerung.

Bedeutung der Kohlenhydratzufuhr für sporttreibende Diabetiker

● Zwischen wünschenswerter Kohlenhydratzufuhr und tatsächlicher Kohlenhydrataufnahme scheinen Welten zu liegen. Wie der Kohlenhydratanteil erhöht werden kann, zeigen die Beispiele auf den Seiten 32–41.

Es genügt selbstverständlich nicht, nur auf den wichtigen Einfluß der Kohlenhydrate hinzuweisen und eine kohlenhydratbetonte Diabetes-Ernährung zu empfehlen, wenn nicht gleichzeitig auf die wesentlichen **Unterschiede der verschiedenen Kohlenhydrate hinsichtlich Blutzuckerverhalten** und **sportlicher Leistungsförderung** eingegangen wird. Der diabetische Sportler braucht ganz klare Informationen, **welche Kohlenhydrate** in **welcher Form zu welchem Zeitpunkt seine Leistungsfähigkeit fördern können.**

Zudem muß er wissen, **welche Kohlenhydrate** bei einer sich **anbahnenden Unterzuckerung wirksam den Blutzuckerspiegel regulieren können.**

Darüber hinaus müssen Art und Menge der Kohlenhydratzufuhr sowie die Mahlzeitenverteilung der jeweiligen Insulindosis und der Wirkung des zugeführten Insulins entsprechen. Nur so kann eine gute Diabeteseinstellung erreicht und gleichzeitig die sportliche Leistungsfähigkeit gefördert werden.

4. Schritt
Berechnung der Kohlenhydrate in der Diabetes-Ernährung

4.1 Berechnung der Kohlenhydrate
4.2 Getränke in der Diabetesdiät
4.3 Diätetisches Prinzip
4.4 Vorschlag für die Lebensmittelauswahl zum Abnehmen mit ca. 1200–1300 kcal

4.1 Berechnung der Kohlenhydrate

BE = die Berechnungseinheit für Kohlenhydrate

Um einem Diabetiker den Austausch verschiedener kohlenhydrathaltiger Lebensmittel zu erleichtern, gibt es verschiedene Kohlenhydrataustauschsysteme. Kohlenhydrate werden in der Diabetes-Diät in Gramm Kohlenhydrate (g KH) oder Brot- oder Berechnungseinheit (BE) berechnet. In der Bundesrepublik Deutschland hat sich überwiegend die Berechnung mit BE durchgesetzt.

● **Was ist eine BE?**
Eine BE ist eine Rechengröße, die den Kohlenhydratgehalt der einzelnen Nahrungsmittel angibt.

Kohlenhydrat-Berechnungseinheit

1 BE entspricht 12 g Kohlenhydrate
Beispiel:
Eine dünne Scheibe Brot von 25 g enthält 12 g Kohlenhydrate, also entsprechen 25 g Brot = 1 BE.
Ein kleiner Apfel von 100 g enthält ebenfalls 12 g Kohlenhydrate, also entsprechen 100 g Apfel = 1 BE.
Die gleiche Menge an Kohlenhydraten, also 12 g, sind in 20 g Haferflocken enthalten usw.

● Mit Hilfe dieser Berechnungseinheit »BE« können kohlenhydrathaltige Getränke und Speisen gegeneinander ausgetauscht werden. In sogenannten BE- oder Kohlenhydrataustauschtabellen sind kohlenhydrathaltige Nahrungsmittel nach ihrem BE-Gehalt aufgeführt. Das erleichtert vor allem am Anfang den Austausch von kohlenhydrathaltigen Nahrungsmitteln, z. B. Kartoffeln gegen Nudeln oder Reis, oder Äpfel gegen eine andere Frucht, und hilft, die Mahlzeiten entsprechend der ärztlichen BE-Verordnung, nach persönlichem Geschmack, Ernährungsgewohnheiten und jahreszeitlichem Lebensmittelangebot zusammenzustellen.

● **Einteilung der Kohlenhydrate in Gruppen**
Beim Austausch kohlenhydrathaltiger Lebensmittel muß deren Wirkung auf den Blutzuckerspiegel berücksichtigt werden, da die verschiedenen Lebensmittel trotz gleichen Kohlenhydratgehalts eine unterschiedliche Wirkung auf den Blutzuckerspiegel haben. In der Praxis hat sich die Einteilung in Gruppen bewährt. Es wird empfohlen, einen Austausch nur innerhalb einer Gruppe vorzunehmen.

Kohlenhydrate mit unterschiedlicher Wirkung auf den Blutzuckerspiegel

● **Die Einteilung in Gruppen berücksichtigt:**
1. **Die unterschiedliche Blutzuckerwirksamkeit,**
2. **den unterschiedlichen Energiegehalt.**

Gruppe 1 = Ungeeignete kohlenhydrathaltige Lebensmittel.
Gruppe 2 = Anzurechnende kohlenhydrathaltige Lebensmittel.
Gruppe 3 = Freie kohlenhydrathaltige Lebensmittel.
Gruppe 4 = Zuckeraustauschstoffe.

● **1. Ungeeignete kohlenhydrathaltige Nahrungsmittel**
Zucker vom Glukosetyp, z. B. Haushalts- oder Würfelzucker, Traubenzucker, ebenfalls brauner Zucker.
Zuckerreiche Nahrungsmittel, z. B. Marmeladen, Honig, Süßigkeiten, Eis.
Zuckerreiche Getränke, z. B. Malzbier, Limonaden, Cola-Getränke, handelsübliches und alkoholfreies Bier.

Zucker und mit Zucker hergestellte Lebensmittel und Getränke sind **(mit Ausnahme bei Unterzuckerungen)** ungeeignet, weil ihre Aufnahme infolge schneller Resorption und fehlendem Insulin zu einem steilen Blutzuckeranstieg führt.

● **2. Anzurechnende kohlenhydrathaltige Nahrungsmittel**
Brot, Getreideerzeugnisse und Nährmittel
Obst und Obstsäfte
Kartoffeln und kohlenhydratreiche Gemüsesorten
Milch und Milcherzeugnisse

Beispiele für 1 BE
  15 g Knäckebrot = 1 BE
250 g Trinkmilch = 1 BE
  65 g Kartoffeln = 1 BE
100 g Apfel = 1 BE

Sportgerechte Diabetes-Ernährung

Diese Lebensmittel sind wichtige Grundnahrungsmittel, deren Aufnahme der wichtigen Versorgung mit essentiellen (= lebensnotwendigen) Nährstoffen dient. In einer ausgewogenen und sportgerechten Diabetes-Ernährung gehören Vollkornerzeugnisse, Gemüse, Obst und Milchprodukte auf den täglichen Speiseplan.

● **3. Freie kohlenhydrathaltige Lebensmittel**

Sogenannte freie Kohlenhydrate sind in ballaststoffreichen Lebensmitteln enthalten, deren Aufnahme infolge langsamer Resorption nur einen verringerten Blutzuckeranstieg bewirkt, und damit zur Glättung des Blutzucker-Tagesprofils beiträgt. Dazu zählen fast alle Gemüsesorten wie z. B. Blattsalate, Tomaten, Gurken, alle Kohlarten, Spinat usw.

mit Ausnahme von:

160 g Maiskolben = 1 BE
 60 g Maiskörner = 1 BE
100 g Erbsen = 1 BE
 80 g Schwarzwurzeln = 1 BE
150 g gekochte Möhren = 1 BE
(rohe Möhren werden nicht berechnet)

Die Berechnung von Hülsenfrüchten wird unterschiedlich gehandhabt. Es gibt Diabetologen, die Hülsenfrüchte aufgrund ihrer langsamen Resorption zu den freien Kohlenhydraten rechnen.

● **4. Zuckeraustauschstoffe**

Dazu zählen z. B. Fruchtzucker, Sorbit, Xylit und die mit Zuckeraustauschstoffen hergestellten Lebensmittel. Zuckeraustauschstoffe werden langsamer resorbiert als Zucker vom Glukosetyp und weitgehend ohne Insulin abgebaut und verwertet. **Wegen dieser weitgehend insulinunabhängigen Verwertung ist bei einer Unterzuckerung die Aufnahme von Zuckeraustauschstoffen nicht geeignet.**

Neudefinition der BE

Bei der Neudefinition der BE wurden Zuckeraustauschstoffe voll in die Kohlenhydratberechnung mit aufgenommen. Die bekanntesten Zuckeraustauschstoffe sind Sorbit (Diabetiker-Süße) und Fruktose (Fruchtzucker).

Die sogenannte neue BE
12 g Fruchtzucker = 1 BE
12 g Sorbit = 1 BE
25 g Diabetiker-Konfitüre mit Zuckeraustauschstoff
40 g Diabetiker-Konfitüre mit Zuckeraustauschstoff und Süßstoff

● **Wichtig: Zuckeraustauschstoffe sowie damit hergestellte Diabetiker-Süßwaren liefern genauso viel Energie (Kalorien/Joule) wie Zucker und mit Zucker hergestellte Süßwaren.**

Übergewichtige Diabetiker müssen den Kaloriengehalt dieser

Zuckeraustauschstoffe berücksichtigen. Zum Süßen sind Süßstoffe besser geeignet, da Süßstoffe weder Kalorien noch Kohlenhydrate liefern und somit nicht den Kohlenhydratstoffwechsel belasten.

● **Verteilung der Kohlenhydrate (BE)**

Verteilung der BE nach persönlichem Bedarf

Die Verteilung der BE sollte sich nach dem persönlichen Energiebedarf, der Wirkung des Insulins sowie nach den Ernährungsgewohnheiten im häuslichen Alltag richten. Durch die Verteilung der Kohlenhydrate auf mehrere Mahlzeiten lassen sich Blutzuckerspitzen vermeiden.

● **Berechnung des persönlichen Energiebedarfs**
Der **Energiebedarf** setzt sich aus dem **Grundumsatz** und dem **Bewegungsumsatz** zusammen.
Faktoren, die den Energieumsatz beeinflussen, sind:
Geschlecht
Lebensalter
Muskelmasse
Fettmasse
Klima
Körperliche Bewegung und Sport
Überschlagsmäßig läßt sich der Energiebedarf nach folgender Formel berechnen:
Sollgewicht × Kalorienfaktor = Energiebedarf

● **Berechnung des Sollgewichts:**
Männer = Körperlänge – 100
Frauen = Körperlänge – 100 – 10%

Das Sollgewicht wird mit einem Kalorienfaktor multipliziert, der von der körperlichen Tätigkeit abhängt:

Berechnung des Energiebedarfs

Kalorienfaktoren

körperlich leichte Arbeit:	Sollgewicht × 32
körperlich mittelschwere Arbeit:	Sollgewicht × 35 bis 40
körperlich schwere Arbeit:	Sollgewicht × 40 bis 60

Beispiel: Verkäuferin mit mittelschwerer körperlicher Tätigkeit
Körperlänge: 170 cm
Sollgewicht: 63 kg

Sollgewicht	×	Kalorienfaktor	=	Energiebedarf
63 kg	×	35	=	2205 kcal

Diese vereinfachte Berechnung gilt nur für normalgewichtige Erwachsene.
Übergewichtige müssen weniger Energie zuführen, als sie verbrauchen, um **langfristig** mit Erfolg abzunehmen.

Gewichtsabnahme durch Senkung der Energiezufuhr

- **Eine Einsparung von 7000 Kilokalorien entspricht einer Gewichtsabnahme von 1 kg.**
Im Klartext: Wer täglich etwa 1000 Kilokalorien weniger zuführt, als seinem tatsächlichen Bedarf entspricht, kann eine wöchentliche Gewichtsabnahme durch Abbau von überflüssigen Fettpolstern von **1 kg** erwarten. Versprechungen von höheren Gewichtsabnahmen sind Diätmärchen.

Höhere Gewichtsabnahmen beruhen nur auf verstärkter Wasserausscheidung und nicht auf verstärktem Abbau überflüssiger Fettpolster. Fettpolster lassen sich nicht verflüssigen.

Um bei dem Berechnungsbeispiel zu bleiben: Würde unsere 170 cm große (übergewichtige) Verkäuferin statt der ermittelten 2200 kcal ihre tägliche Energieaufnahme um 1000 kcal reduzieren, könnte sie in einer Woche ungefähr 1 kg Übergewicht durch Abbau von Fettpolstern verlieren.

Berechnungsbeispiel:

Rechnerischer Energiebedarf	= 2200 kcal
Tägliche Energieaufnahme	= 1200 kcal
Tägliche Energieeinsparung	= 1000 kcal
Wöchentliche Gewichtsabnahme	= ca. 1 kg

Diese vereinfachte Berechnung gilt nur für Erwachsene. Kinder und Jugendliche benötigen zum Aufbau und Wachstum mehr Energie.

Der Energiebedarf von Kindern läßt sich überschlagsmäßig nach folgender Formel berechnen:

1000 kcal + Alter in Jahren × 100

Beispiel: 8jähriges Kind
1000 kcal + 8 × 100 = 1800 kcal

- **Aufteilung des Energiebedarfs**
Die Berechnung des Energiebedarfs bildet lediglich den Rahmen einer Diabetes-Diät. Wichtiger als stures Kalorienzählen ist eine vernünftige Nahrungsauswahl und Zusammenstellung der Mahlzeiten.

Richtige Auswahl und Zusammenstellung der Mahlzeiten sind wichtiger als Kalorienzähler

Bei übergewichtigen Typ II-Diabetikern, die weder mit Insulin noch mit blutzuckersenkenden Tabletten behandelt werden, ist das Ziel der diätetischen Therapie eine Gewichtsregulierung. Bei Einstellung mit Verzögerungsinsulin oder mit Tabletten ist eine gleichmäßige Verteilung der Kohlenhydrate entsprechend der Insulin- und Tablettenwirkung erforderlich.

- Gemessen an der täglichen Energiezufuhr wird folgende prozentuale Nährstoffverteilung empfohlen:

Eiweiß	**15–20% von der Gesamtenergiezufuhr**
Fett maximal	**30% von der Gesamtenergiezufuhr**
Kohlenhydrate	**50–55% von der Gesamtenergiezufuhr**

Energie liefern die Nährstoffe Eiweiß, Fett und Kohlenhydrate. Auch Alkohol liefert Energie. Energie ist meßbar.

Energielieferanten unserer Ernährung

Die durchschnittlichen Energiewerte betragen für
1 g Eiweiß   17 kJ/4 kcal
1 g Kohlenhydrate 17 kJ/4 kcal
1 g Fett   38 kJ/9 kcal
1 g Alkohol   30 kJ/7 kcal

Im Ernährungsbereich wird seit dem 1. Januar 1978 entsprechend der Verwendung der Einheit 1 Kilokalorie (kcal) international die Einheit 1 Kilojoule (kJ) gebraucht. In der Ernährungspraxis und in der Ernährungsberatung hat sich jedoch bis heute diese Einheit gegenüber den Kalorien nicht durchsetzen können. Für die Einheit Joule gilt der Umrechnungsfaktor
1 kcal = 4,184 kJ
In der Ernährungspraxis genügt die einfachere Umrechnung
1 kcal = 4,2 kJ
für überschlägige Berechnungen sogar
1 kcal = 4 kJ

● Umrechnung der prozentualen Nährstoffempfehlung in Gramm

Durch einen Dreisatz enthält man die prozentualen Energiewerte für Eiweiß, Fett und Kohlenhydrate. Diese Werte geteilt durch den entsprechenden Energiewert des jeweiligen Nährstoffes pro Gramm ergeben die jeweilige Nährstoffmenge in Gramm.

Umrechnung von Prozent in Gramm

Dazu unser Berechnungsbeispiel:
Diabetikerin mit körperlich mittelschwerer Arbeit
Körperlänge: 170 cm
Errechneter Energiebedarf: ca. 2200 kcal

100% = 2200 kcal
50% Kohlenhydrate $= \dfrac{2200 \text{ kcal} \times 50}{100} = 1100$ kcal

1100 kcal sind wieviel Gramm Kohlenhydrate?
  4 kcal   =   1 Gramm Kohlenhydrate
1100 kcal : 4 = 275 Gramm Kohlenhydrate : 12 = **ca. 23 BE**
Bei vielen Behandlungsformen, z. B. ausschließlicher diätetischer Einstellung sowie bei Einstellung mit blutzuckersenkenden Tabletten oder mit Verzögerungsinsulinen, ist es erforderlich, die Kohlenhydrate gleichmäßig auf 5 bis 7 Einzelmahlzeiten zu verteilen.

● Dabei ist zu beachten:

Bei der morgendlichen Injektion eines reinen Verzögerungsinsulins sollte zur Vermeidung von Blutzuckerspitzen der Kohlenhydratanteil des 2. Frühstücks betont werden.

Möglichkeiten der BE-Verteilung

1. Frühstück	4 BE
Zwischenmahlzeit	4 BE
Mittagessen	5 BE
Zwischenmahlzeit	3 BE
Abendessen	4 BE
Spätmahlzeit	3 BE
Gesamt	23 BE

4.2 Getränke in der Diabetesdiät

Die Vielzahl der auf dem Markt befindlichen Getränke läßt sich für die Berechnung der Diabetes-Diät folgendermaßen einteilen:

Berechnung der Getränke in der Diabetes-Diät

1. Getränke ohne jegliche Anrechnung des Kohlenhydrat- und Energiegehaltes
2. Getränke unter Anrechnung des Kohlenhydrat- und Energiegehaltes
3. Alkoholische Getränke unter Anrechnung des Energiegehaltes
4. Nicht geeignete Getränke.

Gruppe 1: Getränke ohne Anrechnung des Kohlenhydrat- und Energiegehaltes

- Kaffee
- Tee
- Mineralwasser
- Kanne-Brottrunk
- Sauerkrautsaft
- Brausen, Erfrischungsgetränke, Limonaden und Cola-Getränke mit Süßstoff

Gruppe 2: Getränke unter Anrechnung des Kohlenhydrat- und Energiegehalts

1 BE entspricht Gramm Lebensmittel	Energiegehalt pro BE
250 g Trinkmilch, Joghurt, Kefir mit 1,5% Fett	125 kcal
250 g Trinkmilch, Joghurt Dickmilch mit 3,5% Fett	165 kcal
300 g Buttermilch	108 kcal
Obstsäfte ohne Zuckerzusatz, z. B.	
100 g Apfelsaft	46 kcal
120 g Grapefruitsaft	54 kcal
110 g Orangensaft	54 kcal

Getränke mit besonderer Kennzeichnung, die mit Zuckeraustauschstoffen und/oder Süßstoffen hergestellt werden, z. B. Diät-Nektare, Diät-Erfrischungsgetränke (Hersteller-Analysen beachten).
Gemüsesäfte ohne Zuckerzusatz, z. B. Karottensaft, Rote-Bete-Saft, Tomatensaft.

Gruppe 3: Alkoholische Getränke unter Anrechnung des Energiegehaltes begrenzt erlaubt (nach Befragen des Arztes)
- Diabetiker-Bier oder Diät-Pils
- Diabetiker-Sekt
- Diabetiker-Wein
- (gelbes Weinsiegel mit Rückenetikett-Analyse darf höchstens bis **4 g** Restzucker/Liter enthalten; gelbes Weinsiegel ohne Analyse bis **9 g** Restzucker/Liter)
- Wein mit der Bezeichnung »trocken«
- Herber Apfelwein
- Branntweine aus Getreide, Obst und Zuckerrohr, z. B. Cognac, Weinbrand, Whisky, Obstler, Genever, Gin, Wodka u. a.

Hinweis: Wegen des geringen Kohlenhydratanteils entfällt eine Anrechnung der Kohlenhydrate.

Zusammenhang zwischen Alkoholkonsum und Hypoglykämien

Besonders wichtig: Alkohol kann das Auftreten von Hypoglykämien fördern. Alkohol wird in der Leber abgebaut und kann die Kohlenhydratneubildung in der Leber (Glukoneogenese) hemmen. Niemals für alkoholische Getränke Kohlenhydrate weglassen.

Gruppe 4: Nicht geeignete Getränke (Ausnahmen siehe Gruppe 1 und Gruppe 2)
- Alle zuckerhaltigen Getränke, z. B. Cola-Getränke, Limonaden, Malzbier, Fruchtsaftgetränke, Süßmoste
- Kakao-Fertiggetränke
- zuckerhaltige Instantgetränke
- Süß- oder Dessertweine
- Obst- und Fruchtweine
- Aperitifs
- Liköre
- handelsübliche Biere und alkoholfreie Biere.

4.3 Diätetisches Prinzip

Beispiel für die Umsetzung der neuen Ernährungsempfehlungen in einen Tagesplan
Energiebedarf: ca. 2200 kcal/9240 kJ
Kohlenhydratrelation: ca. 50% = ca. 275 g = **23 BE**

Mahlzeiten	BE		Gramm
I. Frühstück: 4 BE		Kaffee oder Tee	
	3	Vollkornbrot	75
		Butter und Margarine	10
		Magerquark	100
	1	kalorienreduzierte Diabetikermarmelade	40
Zwischenmahlzeit: 4 BE		**Frischkornmüsli**	
	1,5	Weizenkörner	30
	1	Apfel	100
	0,5	Rosinen	10
	0,5	Joghurt, 3,5% Fett	125
Mittagessen: 5 BE		gebratene Rinderleber	100
	0,5	mit Apfelscheiben	50
		Sonnenblumenöl	10
	3	Kartoffeln	195
		Salatplatte der Saison	
		Schokoladengelee aus:	
	0,5	Trinkmilch mit 1 Blatt Gelatine, Kakao u. Süßstoff	125
	1	Orange	130
Zwischenmahlzeit: 3 BE	1	Trinkmilch o. Joghurt	250
	2	1 Roggenbrötchen	50
		fettarme Leberwurst	25
		Tomaten- o. Gurkenscheiben	
Abendessen: 4 BE	3	Vollkornbrot	75
		Butter oder Margarine	10
		Weichkäse 30% i. Tr.	30
		Geflügelwurst	40
		Salat oder rohe Möhre	150
	1	Kompott ohne Zuckerzusatz (nach Herstellerangabe)	
Spätmahlzeit: 3 BE		**Tsaziki mit Fladenbrot**	
		Speisequark, 20% Gewürze, Knoblauch, Salatgurke	100
	2	Fladenbrot	60
	1	Apfel	100

Getränke: Kaffee, Tee, Mineralwasser mit einem Magnesiumanteil über 100 mg/Liter

Anmerkung: Dieser Tagesplan enthält 2200 bis 2300 kcal (8800 bis 9200 kJ). Die Nährstoffrelation liegt bei 20% Eiweiß, 30% Fett und 50% Kohlenhydrate und entspricht den neuen Ernährungsempfehlungen für Diabetiker.

Vorteile einer ballaststoffreichen Ernährung

Die gewünscht hohe Ballaststoffaufnahme ist nur durch Bevorzugung von Vollkornbrot, Vollkornmüsli, frischen Salaten und Frischobst zu realisieren. Die langsame Freisetzung und Resorption der Glukose aus ballaststoffreichen Lebensmitteln wirkt sich positiv auf die diabetische Stoffwechsellage aus. Eine wichtige Eigenschaft der Ballaststoffe ist ihr starkes Quellvermögen.

Ballaststoffe binden Wasser. Dadurch quillt der Nahrungsbrei auf, ergibt ein größeres Volumen, was wiederum ein besseres und länger anhaltendes Sättigungsgefühl bewirkt. Die Vorteile einer ballaststoffreichen Ernährung hinsichtlich eines besseren Sättigungsgefühls sowie einer langsameren Freisetzung der Glukose mit der Folge niedrigerer Blutzuckeranstiege lassen sich in der Ernährungsberatung gut vermitteln, zumal diese Effekte jeder Diabetiker am eigenen Körper gut nachvollziehen kann. Am schwierigsten ist die Akzeptanz der geringen Fettmenge, da die früher üblichen Nährstoffrelationen großzügige Belagmengen für verhältnismäßig wenig Brot erlaubten. Der gewünschte hohe Kohlenhydratanteil von 50–55% der Gesamtenergie kann bei gleichzeitig optimalem Eiweißangebot nur erreicht werden, wenn sichtbares und verstecktes Fett drastisch eingeschränkt wird. Das Einhalten der niedrigen Fettmenge von maximal 30% der Gesamtenergiezufuhr ist nur durch Bevorzugung fettarmer Milchprodukte, fettarmer Fisch- oder Fleischwaren sowie durch fettarme Zubereitung möglich. Durch Verwendung eines linolsäurereichen Öls für die Zubereitung wird der Bedarf an essentiellen Fettsäuren gedeckt, die der Körper selbst nicht aufbauen kann. Der Austausch einer Brotmahlzeit durch ein Vollkornmüsli bietet eine gute Möglichkeit, den Fettanteil zu reduzieren und gleichzeitig den Kohlenhydratanteil zu erhöhen. Durchgeführte Studien am Institut für Ernährungswissenschaft der Universität Gießen haben gezeigt, daß der Verzehr von Müsli oder Frischkornbrei aus unerhitztem Weizenvollkornschrot zu einem niedrigeren und gleichmäßigen Blutglukoseverlauf führt. Der Grund hierfür liegt in der stark verzögerten, aber nicht verminderten Resorption roher Weizenstärke.

Verzögerte Resorption durch Vollkorn-Ernährung

Darüber hinaus liefert ein Vollkornmüsli im Vergleich mit einer Brotmahlzeit gleichen Kohlenhydratgehaltes das Vierfache an Magnesium und das Doppelte an Kalium. Magnesium und Kalium sind wichtige Mineralstoffe, deren Bedarf im Sport erhöht ist. Dies gilt ganz allgemein für jeden Sportler, im besonderen Maße jedoch für den diabetischen Sportler, der viel eher in ein Mineralstoffdefizit geraten kann, da zu den sportbedingten Mineralstoffverlusten durch Schwitzen noch die Mineralstoffverluste durch Urinzuckerausscheidung hinzukommen.

Die Umsetzung der neuen Ernährungsempfehlungen in eine schmackhafte und akzeptable Diabetesdiät stellt hohe Anforderungen an die Ernährungsberaterin und an die Mitarbeit des Diabetikers.

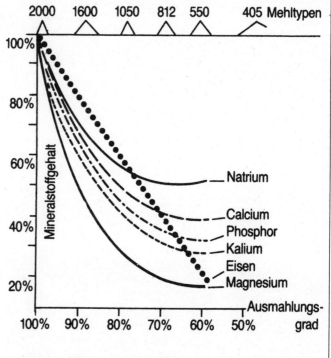

Je niedriger der Ausmahlungsgrad desto niedriger der Gehalt an wichtigen Mineralstoffen

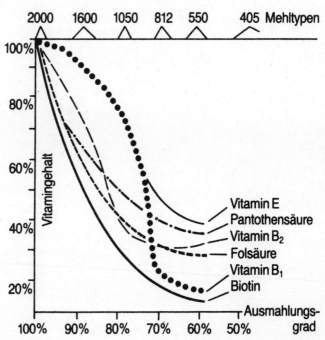

Je niedriger der Ausmahlungsgrad desto niedriger der Gehalt an wichtigen Vitaminen

In der Ernährung des Diabetikers bewirken Vollkorn-Lebensmittel durch die langsamere Verdauung eine ausgeglichenere Blutzuckerkurve.

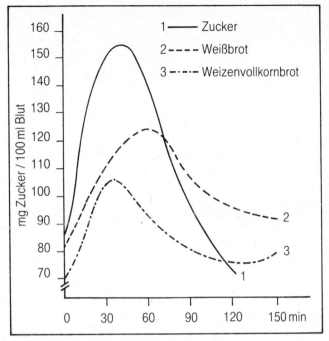

Buchtip: Das »Standardwerk« der Drugofa »Was? Wann? Wieviel? darf ein Diabetiker essen« wurde inhaltlich und optisch völlig neu gestaltet. Schwerpunkt des 120 Seiten starken Buches bilden die »35 Tagesspeisepläne mit kulinarischen Genüssen für Diabetiker«.
Dabei handelt es sich um jeweils 7 Menüpläne mit über 200 anschaulich beschriebenen, unkomplizierten Rezepten für Kostverordnungen mit 1200, 1500, 1800, 2100 oder 2400 Kilokalorien pro Tag.
Diese wurden von den Ernährungsmedizinischen Beraterinnen am Institut für Ernährungsberatung und Diätetik der Deutschen

Schematische Darstellung des Verlaufs der Blutzuckerkurve bei sechs und drei Mahlzeiten (nach Petzold, Schöffling und Fröhlich-Krauel)

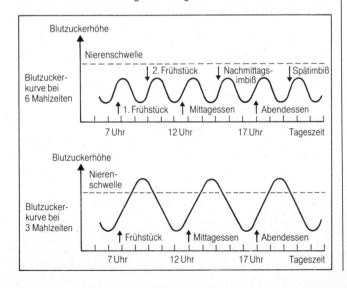

Gesellschaft für Ernährung an der Universität Düsseldorf nach den aktuellen Ernährungsempfehlungen für Diabetiker erarbeitet. Neben den Rezepten, dem BE-Verteilungsplan und der KH-Austauschtabelle werden medizinische und diätetische Grundlagen der Diabetestherapie vermittelt.
Bezugsquelle: Drugofa GmbH, 5000 Köln 90
Preis: DM 9,80

4.4 Vorschlag für die Lebensmittelauswahl zum Abnehmen mit ca. 1200–1300 kcal

Übergewichtige Diabetiker, die weder mit Insulin noch mit blutzuckersenkenden Tabletten behandelt werden, brauchen die Kohlenhydrate nicht in BE zu berechnen

Lebensmittel	kcal	Erläuterung/Austausch
2 Scheiben Vollkornbrot, 80 g	170	mit süßem oder pikantem Quark
2 Scheiben Knäckebrot, 20 g	70	mit fettarmem Belag
½ Liter Milch, 1,5%	225	Buttermilch o. Joghurt
250 g Magerquark	200	pikant oder süß
150 g mag. Geflügelfleisch	150	200 g Fischfilet/2 Eier
50 g fettarmer Belag	70	Cornedb. Geflügelwurst Harzer Käse, Streichk.
1 große Kartoffel, 100 g	70	50 g Reis o. Nudeln (roh)
500 g frisches Gemüse	75	schonend gegart oder als Salat bzw. Beilage
1 Bund gehackte Kräuter, 20 g	15	für Salate/Quark
150 g frisches Obst	90	Zwischenmahlzeit
1–2 Zitronen, ca. 100 g	40	für Salat/Quarkspeisen
2–3 TL Sonnenblumenöl, 10 g	90	für die Zubereitung

2–3 Liter Getränke, z. B. magnesiumreiches Mineralwasser, Kräutertee, Kaffee ohne Zucker

Geeignete Lebensmittelauswahl

Diese vorgeschlagene Lebensmittelauswahl stellt nur eine Möglichkeit für die Zusammenstellung einer ausgewogenen Ernährung zum Abnehmen dar. Unser reichhaltiges Lebensmittelangebot bietet stets mehrere Möglichkeiten, eine schmackhafte Ernährung zusammenzustellen, die trotz reduzierten Energiegehalts alle lebensnotwendigen Nährstoffe enthält.

Praktische Tips für die Zubereitung energiearmer Mahlzeiten

Praktische Tips für die Zubereitung der Mahlzeiten
Zum Süßen
Süßstoffe sind energiefreie Süßungsmittel. Sie können flüssig oder als Tabletten zum Süßen von Getränken, Konfitüren, Desserts und Kuchen verwendet werden. Es gibt verschiedene

Süßstoffarten: Saccharin, Cyclamat, Saccharin-Cyclamatgemische sowie die neueren Süßstoffe Aspartam und Acesulfam. Wer Bedenken gegen die Verwendung von Süßstoff hat: Die Weltgesundheitsorganisation (WHO) hat Empfehlungen für die gesundheitlich unbedenkliche tägliche Aufnahmemenge herausgegeben.

Zum Binden oder Andicken

Praktische Tips für die Zubereitung energiearmer Mahlzeiten

Zum Andicken von Soßen, Suppen, Gemüsegerichten und Eintöpfen eignen sich kalorienfreie Eindickungspulver. Hierbei handelt es sich um pflanzliche Bindemittel, die aus Johannisbrotkernen gewonnen werden. Unter der Bezeichnung Diät-Bindefix Alevita, Biobin und Nestargel sind sie in Lebensmittelgeschäften, Apotheken und Reformhäusern erhältlich.
Anwendungshinweis: In kalte Speisen und Getränke einfach einstreuen und verrühren. In warme Speisen einrühren, gut durchrühren und erst dann aufkochen.

Zur Zubereitung von Süßspeisen
Kalorienarme Süßspeisen lassen sich mit Gelatine binden und mit Süßstoff süßen. Gelatine besteht aus leicht verdaulichem, stark quellendem Eiweiß und enthält weder Kohlenhydrate noch Fett. Sie ist als Blattgelatine oder gemahlene Gelatine in Pulverform erhältlich. Ein Blatt Gelatine wiegt 2 g, bindet 100 g Flüssigkeit und liefert nur 7 kcal (28 kJ).

Zum Würzen
Zum Würzen eignen sich alle frischen, gefrorenen und getrockneten Kräuter; ebenso Hefewürzextrakte wie z. B. Vitam-R und Hefepulver. Hefewürzextrakte liefern die wichtigen B-Vitamine, an denen laut Ernährungsbericht der Deutschen Gesellschaft für Ernährung ein Mangel besteht.

Zum Garen
Das Garen in Bratfolie, beschichteten Pfannen und Edelstahleinheiten mit Spezialboden erleichtert die Zubereitung fettarmer Mahlzeiten.

Hinweis zu der vorgeschlagenen Lebensmittelauswahl:
Diese Zusammenstellung erfolgte ohne BE-Berechnung. Übergewichtige Diabetiker vom Typ II, die ohne Insulin und Tabletten behandelt werden, müssen nicht nach BE rechnen. Und insulinpflichtige, insbesondere sporttreibende Diabetiker, die ihre Insulindosis selbst anpassen, müssen lernen, wie unterschiedlich die verschiedenen Nahrungsmittel auf den eigenen Blutzuckerverlauf wirken. Die Berechnung in BE gibt nur den zahlenmäßigen Kohlenhydratanteil an. Über die Wirkung der Kohlenhydrate auf den Blutzuckerverlauf (glykämischer Index) sagt die BE nichts aus.

5. Schritt
Zur Diskussion: Sport bei Diabetes

5.1 Diabetes und Sport aus ärztlicher Sicht
5.2 Stoffwechselunterschiede zwischen gesunden und diabetischen Sportlern
5.3 Welche Maßnahmen müssen diabetische Sportler ergreifen, wenn sie Sport treiben?
5.4 Welche vorbeugenden Maßnahmen müssen insulinbehandelte Sportler ergreifen, um Unterzuckerung entgegenzuwirken?

Die Empfehlung von sportlicher Aktivität bei der Behandlung der Diabetes ist so alt wie die Kenntnis von dem Diabetes mellitus an sich.
Schon vor Entdeckung und Einführung des Insulins im Jahre 1922 wurde festgestellt, daß sich durch vermehrte Muskeltätigkeit die Glukoseaufnahme aus dem Blut in den Muskel steigern läßt und diese gesteigerte Glukoseaufnahme zu einem Abfall des Blutzuckerspiegels führt.
Um die Stoffwechsellage zu verbessern, hat man zusätzlich die Durchführung von Sportprogrammen als Therapiehilfe angeraten.
In den USA wurde von der Joslin-Diabetes-Stiftung eigens für sporttreibende Diabetiker die Joslin-Medaille geschaffen.
Die symbolische Darstellung des Wagenlenkers zeigt die Situation des Diabetikers, der die drei Pferde

Die klassischen Säulen der Diabetestherapie

Insulin,
Sport,
Diät

in Einklang bringen muß, um sein Ziel zu erreichen. Diese Darstellung zeigt aber auch, wie mit Geschick, Reaktionsschnelligkeit, Kraft und vor allem Wissen dieses Ziel erreichbar ist.
Joslin, ein Bostoner Internist und Pionier der 20er Jahre, führte Schulungen für Diabetiker ein und propagierte die körperliche

Aktivität in Form von Sport als eine wichtige Säule in der Diabetestherapie. Seither zählen Insulin, Diät und körperliche Aktivität zu den klassischen Säulen der Diabetesbehandlung, wenn auch mit unterschiedlicher Gewichtung. Einige Diabetologen gaben der Diät den Vorrang: Diät, Insulin, körperliche Aktivität.

Diese drei Säulen werden heute durch **Stoffwechsel-Selbstkontrolle** und **durch intensive Schulung** ergänzt.

Moderne Diabetes-Behandlung

● **Heute besteht eine moderne Diabetesbehandlung aus folgenden fünf Säulen:**
Insulin,
Diät,
Körperliche Bewegung,
Stoffwechsel-Selbstkontrolle,
Schulung.

Um eine möglichst gute Diabetes-Einstellung zu erreichen (erkennbar am HbA_1-Wert), bedarf es einer intensiven Schulung in Diätetik, Insulindosis-Anpassung und Stoffwechsel-Selbstkontrolle.

Der Wochen-Stundenplan auf Seite 50 zeigt die Inhalte, die heute zum Standardprogramm einer modernen Diabetikerschulung gehören und stationär oder ambulant von verschiedenen Diabeteszentren angeboten werden.

Sport hat einen festen Platz innerhalb eines Schulungsprogramms

● Innerhalb eines Schulungsprogramms hat **Sport** einen festen Platz. Durch Vergleiche der Blutzuckerwerte **vor und nach dem Sport** kann jeder Teilnehmer seine ersten Erfahrungen sammeln, welchen Einfluß Sport auf seinen eigenen Stoffwechsel ausübt

5.1 Diabetes und Sport aus ärztlicher Sicht

Die Empfehlung von sportlicher Betätigung zur Verbesserung des Stoffwechsels muß heute differenzierter beurteilt werden. Dazu Prof. Michael Berger von der Abteilung Stoffwechsel und Ernährung (WHO – Collaborating Center for Diabetes & Exercises) der Medizinischen Klinik der Universität Düsseldorf in der Zeitschrift des Behinderten-Sportverbandes Nordrhein-Westfalen »Behinderung und Sport« Nr. 2/1988:

»Bei der Diskussion des zunehmend wichtigen Bereichs ›Diabetes und Sport‹ muß zunächst zwischen den beiden grundsätzlich verschiedenen Formen Typ I und Typ II unterschieden werden.

So gibt es einerseits den sogenannten Typ I-Diabetes, früher auch jugendlicher oder juveniler Typ des Diabetes genannt, den meist junge Menschen (bis zum 30. Lebensjahr) erleiden und der unmittelbar und lebenslang mit (täglich mehrfachen)

Insulininjektionen behandelt werden muß. Diese Patienten lernen, mit Hilfe von eigenständigen Stoffwechselkontrollen, die sie selber in Blut- oder Urinproben mehrfach täglich durchzuführen haben, einer bestimmten Ernährung und einer selbständigen Anpassung der Insulindosis, ihren Stoffwechsel auszubalancieren. Dazu ist eine sehr eingehende Ausbildung (Schulung) und eine konsequente Selbstbehandlung erforderlich.
Um die Stoffwechsellage zu verbessern, hat man diesen Patienten in früheren Zeiten neben Diät, Insulin und Stoffwechsel-Selbstkontrollen noch zusätzlich die Durchführung von Sportprogrammen als Therapiehilfe angeraten. Hiervon ist man durch eine Reihe von Untersuchungen in den letzten Jahren abgekommen: Zur Erreichung einer guten Stoffwechsellage ist bei Typ I-Diabetes die Teilnahme an Sportprogrammen nicht erforderlich!

Sport und Diabetes aus wissenschaftlicher Sicht

Andererseits möchten aber sehr viele unserer jungen Typ I-Diabetiker (genau wie ihre nichtdiabetischen Freunde, Kollegen und Bekannten) Sport treiben und dabei durch ihren Diabetes nicht behindert werden. Das ist eine vollkommen berechtigte Forderung, und die Ärzte sollten sich daher verpflichtet fühlen, ihren diabetischen Patienten dazu zu verhelfen. Aus diesem Grunde müssen die Patienten darüber informiert werden, welche Auswirkungen die körperliche Betätigung unter verschiedenen Bedingungen auf das Blutzuckerverhalten haben kann und wie drohende Entgleisungen des Blutzuckers unter oder nach sportlicher Betätigung vermieden werden können. Hierzu bedarf es nicht nur einer theoretischen Schulung der Patienten, sondern auch praktischer Anleitung und der Durchführung von Trainingsprogrammen. Später können die Diabetiker dann selbstverständlich auch allein oder im Verein und sogar im Wettbewerb mit anderen nichtdiabetischen Menschen Sport treiben.
Daß dies ohne weiteres nach einer entsprechenden Ausbildung mit großem Erfolg möglich ist, beweisen die vielen Beispiele von Typ I-Diabetikern, die es zu internationalen Spitzensportlern gebracht haben.
Ganz anders sieht die Situation bei Diabetes vom Typ II aus, der meist erst bei Menschen im fortgeschrittenen Lebensalter auftritt und fast immer mit Übergewicht einhergeht.
Schon aus diesem Grunde sollte die Teilnahme an einem sportlichen Trainingsprogramm auch im Sinne der Behandlung der Stoffwechselstörung erfolgversprechend sein.
Durch ein regelmäßiges Trainingsprogramm können die meist älteren Typ II-Diabetiker allmählich und vorsichtig zu einer Steigerung ihrer körperlichen Betätigung geführt werden. Falls eine

Geeignetes Sportprogramm für ältere Typ II-Diabetiker

fachlich kompetente Durchführung dieses Trainingsprogramms gewährleistet ist, können davon günstige Auswirkungen allgemein gesundheitlicher Art aber auch speziell auf dem Stoffwechselsektor erwartet werden. Wichtig ist, daß bei diesen häufig schon älteren Patienten mit Typ II-Diabetes dem Beginn des Sportprogramms eine gründliche ärztliche Untersuchung vorausgeht und daß das Trainingsprogramm ärztlich überwacht und von einem speziell ausgebildeten Übungsleiter durchgeführt wird. Auf diese Weise kann auch den älteren Patienten ohne weiteres ein Gewinn an Lebensfreude und eine sinnvolle, gesundheitlich positive sportliche Betätigung vermittelt werden.«

5.2 Stoffwechselunterschiede zwischen gesunden und diabetischen Sportlern

Was müssen diabetische Sportler alles beachten, wenn sie Sport treiben?
Um zu verstehen, welche vorbeugenden Maßnahmen diabetische Sportler vor, während und nach ihrem Sport ergreifen müssen, ist es notwendig, zunächst einmal zu verstehen, welche Stoffwechselvorgänge bei einem Nichtdiabetiker während sportlicher Betätigung ablaufen.

Energielieferanten bei sportlicher Betätigung

● Die Steuerung des Stoffwechsels beim Nichtdiabetiker erläutert Dr. Ludwig Lampe vom Institut für Kreislaufforschung und Sportmedizin an der Sporthochschule Köln folgendermaßen: »Soll eine bestimmte Leistung erbracht werden, muß Energie aufgewendet werden. Das Auto bezieht diese Energie durch das Benzin im Tank. Der Sportler, zum Beispiel ein Langstreckenläufer, erbringt ebenfalls eine Leistung, für die Energie erforderlich ist. Er schleppt aber offensichtlich keinen Behälter mit sich herum, in dem er den ›Treibstoff‹ deponiert hat. Ein ›Perpetuum mobile‹ ist er aber auch nicht. Woher bezieht er nun seine Energie?
Neben dem Sauerstoff dienen Glukose (Zucker) und Freie Fettsäuren als Hauptenergielieferanten. Ein gewisses Reservoir an diesen Energieträgern besitzt der Muskel selbst in Form muskeleigener Glykogen- und Fettdepots, aber in sehr beschränktem Ausmaß.
Sind diese intramuskulären Depots erschöpft, greift der Organismus auf ein weiteres Reservoir an Glukose und Freien Fettsäuren zurück, nämlich auf die vorhandenen Konzentrationen im Blut. Damit nun diese Energieträger in den Muskel hineingelangen können, ist Insulin erforderlich, das praktisch einen Schlüssel darstellt, der die Muskelzelle aufschließt, damit die Energie hineingelangen kann. Für den arbeitenden Muskel ist nicht die Menge an Insulin wichtig, sondern daß überhaupt Insulin vorhanden ist, denn schon durch kleinste Insulinmengen, normalerweise ohne Wirkung, wird eine ausreichende Steuerung der Glukoseaufnahme in den Muskel erreicht (›Permissiver Effekt‹ des Insulins).

Beispiele eines Schulungsprogramms für Typ I-Diabetiker

Montag	Dienstag	Mittwoch	Donnerstag	Freitag
	7.00 Messen von Blut- und Harnzucker			
10.00–11.45 Begrüßung durch den Stationsarzt Was ist Diabetes?	9.00–11.00 Einführung in die Diät	9.00–10.00 Verminderung der Insulindosis 10.00 Visite	9.00–11.00 Exkursion Einkaufstips für Diabetiker im Supermarkt 11.30–12.00 Sport	9.00–10.00 Diät 10.30 Rollenspiel
	12.00 Gemeinsames Messen von Blut- und Harnzucker			
14.00–15.45 Stoffwechsel-Selbstkontrolle 16.00–17.00 Praktische Übung der Selbstkontrolle	14.00–17.00 Insulinwirkung Insulininjektion Unterzuckerung	12.30 Augenarzt 14.00–15.45 Diät 16.00–17.00 Erhöhung der Insulindosis	14.00–17.00 Sport und Diabetes Erhöhung der Insulindosis	13.30–16.00 Spätschäden durch Diabetes, Fußpflege Allgemeine Diskussion
Montag–Donnerstag 17.00 Gemeinsames Messen von Blut- und Harnzucker anschließend Blutzuckerbesprechung				

Der Nachschub für den nun ›verbrauchten‹ Zucker aus dem Blut kommt aus der Leber.
Einmal werden hier Glykogendepots (Speicherform des Zuckers) abgebaut, andererseits kommt es in der Leber zur Zuckerneubildung (Glukoneogenese), wichtig insbesondere bei langandauernden erschöpfenden körperlichen Belastungen, z. B. Marathonlauf, Skilanglauf etc.
Die Hauptenergiequelle bei diesen extremen langzeitigen Belastungen stellen aber die Freien Fettsäuren dar, die nach Mobilisierung aus den Fettdepots des Körpers bei mehrstündiger Muskelarbeit zu ⅔ den Energiebedarf abdecken. Das restliche Drittel wird weiterhin durch Glukose gedeckt. Insulin ist zwar einerseits für die Glukoseaufnahme in die Muskulatur enorm wichtig, es hemmt aber andererseits die Glukoseproduktion in der Leber.
Bei Muskelarbeit verringert sich deshalb beim stoffwechselgesunden Sportler sofort die Insulinabgabe aus der Bauchspeicheldrüse. Minimale Insulinmengen reichen für die Glukoseaufnahme in den Muskel aus. Andere Hormone, die die Glukoseproduktion in der Leber stimulieren, werden aktiv. Dies sind zum Beispiel Katecholamine (die Streßhormone Adrenalin und Noradrenalin), das Glukagon und wahrscheinlich auch Cortisol. Die Faszination dieser Stoffwechselvorgänge macht aber vor allem die Präzision und zeitliche Übereinstimmung aus, mit der Glukoseproduktion und Glukoseverbrauch bei körperlicher Arbeit gesteuert und aufeinander abgestimmt werden. Nur durch das somit erreichte Gleichgewicht zwischen verringerter Insulinabgabe und verstärktem Blutzuckernachschub ins Blut kann der Blutzuckerspiegel auch bei langandauernden körperlichen Belastungen in konstanten Grenzen gehalten werden.«
Auch nach Beendigung der körperlichen Belastung ist der Blutzuckernachschub aus der Leber ins Blut noch verstärkt, denn die Glykogenspeicher müssen wieder aufgefüllt werden.

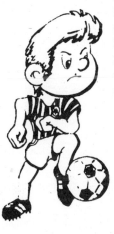

Steuerung des Stoffwechsels während und nach sportlicher Betätigung

5.3 Welche Maßnahmen müssen diabetische Sportler ergreifen, wenn sie Sport treiben?

Wenn ein insulinpflichtiger Sportler nicht zu einem vorgegebenen Zeitpunkt, sondern ganz nach Lust, Laune und Wetter Sport ausüben möchte, muß er diese Feinregulation selbst übernehmen.

● Die blutzuckersenkende Wirkung seiner üblichen Insulindosis, mit der er in seiner sportfreien Zeit gut eingestellt ist, wäre bei plötzlicher sportlicher Aktivität viel zu hoch, weil noch die blutzuckersenkende Wirkung durch die Muskelarbeit hinzukommt.

Bei sportlicher Betätigung wird weniger Insulin benötigt

Außerdem würde bei üblicher Insulindosis die viel zu große Insulinmenge im Körper die Leber in ihrer wichtigen Aufgabe hemmen, verstärkt Glukose nachzuliefern. Während der Muskel den Glukoseverbrauch steigert, kann die Leber die Glukoseproduktion nicht bedarfsgerecht steigern und schnell genug ans Blut nachliefern. Die Folge ist ein Blutzuckerabfall, der bis zur Unterzuckerung führen kann.

● Wie stark und wie schnell kann der Blutzuckerspiegel absinken?

Faktoren, die den Blutzuckerspiegel beeinflussen

Ausmaß und Schnelligkeit eines Blutzuckerabfalls wird von verschiedenen Faktoren beeinflußt:
- **Von dem Blutzuckerausgangswert,**
- **von der Höhe des Insulinspiegels,**
- **von der Menge und dem Wirkungsprofil des zugeführten Insulins,** z. B. Normal- oder Verzögerungsinsulin (Normalinsulin gelangt schneller ins Blut als Verzögerungsinsulin),
- **vom Zeitabstand und der Zusammensetzung der letzten Mahlzeit bis zum Sportbeginn** (Kohlenhydrate in entsprechender Verpackung, z. B. Müsli, Vollkornbrot oder Milchprodukte, werden langsam resorbiert, können folglich noch nach Stunden vom Darm aufgenommen werden),
- **von der Dauer, Intensität und Art der sportlichen Betätigung und nicht zuletzt vom Trainingszustand des Sportlers,**
- **auch der Injektionsort soll Einfluß auf die Geschwindigkeit der Insulinaufnahme ins Blut haben.**

Dazu Dr. R. Renner und Dr. B. Ruhland vom Diabeteszentrum München im »Diabetes-Journal«, Ausgabe 10/1987:
»Die Aufnahmegeschwindigkeit des Insulins hängt nicht zuletzt vom Injektionsort ab: So kommt es am Bauch zu einem über 50%igen schnelleren Übertritt ins Blut als am Oberschenkel. Beim laufenden oder radfahrenden Diabetiker erfolgt jedoch unter Muskelarbeit auch nach der Injektion in das Oberschenkelfettgewebe eine wesentlich raschere Hormonaufnahme, weil die Kapillardurchblutung nicht nur im Muskel selbst, sondern auch in den benachbarten Fettgeweben zunimmt.«
Zur Spritztechnik für Sporttreibende Prof. Dietmar Sailer von der Universitätsklinik Erlangen:
»Grundsätzlich zeigen wir allen Patienten nur noch die Injektion in die Bauchhaut. Dies gilt insbesondere für Sportaktive. Eine Injektion in den Oberschenkel beinhaltet die Gefahr, daß durch die vermehrte körperliche Bewegung und die dadurch bessere Durchblutung des Oberschenkels, das Insulin schneller resorbiert werden kann.«

Sport wirkt ähnlich wie Insulin. Es senkt den Blutzuckerwert.

Effket von subkutan injiziertem Insulin und Muskelarbeit auf die Blutglukose-Spiegel bei einem Diabetiker vom juvenilen Typ, nach R. D. Lawrence, Brit. Med. J. 1 (1926)

5.4 Welche vorbeugenden Maßnahmen müssen insulinbehandelte Sportler ergreifen, um Unterzuckerung entgegenzuwirken?

Vorbeugende Maßnahmen bei sportlicher Betätigung

Theoretisch gibt es drei Möglichkeiten:
1. **Die Insulindosis reduzieren.**
Diese Maßnahme wäre eine Imitation der Stoffwechselsituation eines Nichtdiabetikers.
2. **Die Kohlenhydratzufuhr erhöhen.**
Diese Maßnahme würde die blutzuckersenkende Wirkung der Muskelarbeit und die nicht verminderte Insulindosis berücksichtigen. In diesem Fall könnte das Blutzucker-Gleichgewicht über die verstärkte Glukoseanlieferung aus der zusätzlichen Nahrung erfolgen.
3. **Die Insulindosis reduzieren und die Kohlenhydratzufuhr erhöhen.**
Jede dieser drei Maßnahmen kann in der Praxis sinnvoll und notwendig sein, um die unterschiedlichen Auswirkungen sportlicher Tätigkeit auf den Blutzucker stoffwechselgerecht zu beeinflussen.

6. Schritt
Welche Voraussetzungen müssen diabetische Sportler erfüllen?

6.1 Richtlinien bei sportlicher Betätigung
6.2 Wann sollte kein Sport ausgeübt werden?
6.3 Welche Vorsichtsmaßnahmen gelten für Diabetiker mit einer Insulinpumpe?
6.4 Welche Anforderungen sind an die zusätzliche Kohlenhydrataufnahme zu stellen?
6.5 Blutzuckerbestimmung vor, während und nach dem Sport
6.6 Dokumentation der Testergebnisse
6.7 Was ist zu beachten bei Sport- oder Urlaubsreisen?

6.1 Richtlinien bei sportlicher Betätigung

Um unbehindert zu jeder Zeit so viel und so oft Sport treiben zu können wie Stoffwechselgesunde, muß der diabetische Sportler selbst herausfinden, wie sich Sport auf seine Blutzuckerentwicklung auswirkt:

Der diabetische Sportler muß die Wirkung sportlicher Betätigung auf seine Blutzuckerentwicklung kennen

– Er muß die Wirkungsart und Wirkungsdauer seines Insulins kennen, um dieses eigenverantwortlich anzupassen,
– seine Nahrungsaufnahme entsprechend den sportbedingten Anforderungen zusammenstellen,
– bei täglich mehrfachen Stoffwechsel-Kontrollen aus den Testergebnissen auch die richtigen Konsequenzen ziehen,
– Gefahren einer Unterzuckerung rechtzeitig erkennen und vorbeugend entgegenwirken,
– Gefahren einer Stoffwechselentgleisung (Ketoazidose) richtig einschätzen und sich entsprechend verhalten.

● **Wann sollte die Insulindosis reduziert und wann die Kohlenhydrataufnahme erhöht werden?**
Richtlinien bei kurzdauernder sportlicher Betätigung.
Bei kurzdauernden, wenig intensiven Leistungen hat sich die

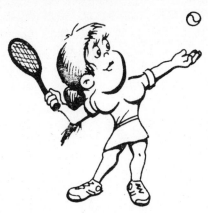

zusätzliche Kohlenhydrataufnahme (Zusatz- oder Sport-BE) als praktikabler erwiesen, insbesondere bei Einstellung mit Verzögerungsinsulin.

Eine Reduzierung des Insulins könnte die Gefahr eines Insulinmangels in der übrigen sportfreien Zeit zur Folge haben.

Um erste Erfahrungen über den eigenen Blutzuckerverlauf auf ungewohnte Sportausübung zu gewinnen, sollten drei Blutzuckerwerte bestimmt werden:

Blutzuckermessung vor und nach dem Sport

1. **Der aktuelle Ausgangswert unmittelbar vor dem Sport,**
2. **der Wert unmittelbar nach dem Sport,**
3. **der Wert nach weiteren 2 bis 3 Stunden.**

● **Praktisches Vorgehen:**

Vor dem Sport Blutzuckerausgangswert messen, bei Werten unter 100 mg/dl zusätzliche Aufnahme von 1–2 Sport-BE. Beispiele für geeignete Kohlenhydrate:
Obstsaft, frisches Obst, Fruchtjoghurt, trockenes Brot, Müsliriegel.

Unmittelbar nach dem Sport Blutzuckerwert messen, bei Werten unter 100 mg/dl Aufnahme einer Zusatz-BE oder Vorziehen der nächsten Mahlzeit.

Nach weiteren 2–3 Stunden messen, bei Werten über 120 mg/dl keine zusätzlichen Kohlenhydrate.

Beispiele für kurzdauernde Aktivitäten:
Ballspiele wie Tischtennis oder Federball, Schwimmen, Gymnastik oder vergleichbare körperliche Tätigkeiten wie Fensterputzen, Gartenarbeit, Auto waschen.

Bei langandauernden Aktivitäten, die sich über mehrere Stunden oder den ganzen Tag erstrecken, sollte die Insulindosis vermindert werden, in der Regel die morgendliche und abendliche Dosis. Die zusätzliche Kohlenhydrataufnahme richtet sich nach dem aktuellen Blutzuckerwert.

● **Besonders wichtig:** Die blutzuckersenkende Wirkung durch verstärkte Glukoseaufnahme in die Muskeln ist nach

Sportende nicht beendet, sondern kann noch Stunden nachwirken, weil die entleerten Glykogenspeicher des Muskels wieder aufgefüllt werden. Besonders groß ist dabei das Risiko nächtlicher Unterzuckerungen nach abendlichem Ausdauertraining.

Blutzuckerwerte noch einmal vor dem Schlafengehen testen

Um das Risiko nächtlicher Unterzuckerungen zu vermindern, ist es sinnvoll, vor dem Schlafengehen noch einmal den Blutzuckerwert zu testen. Liegt dieser unter 130 mg/dl zusätzlich als vorbeugende Maßnahme 1–2 Zusatz-BE langsam resorbierbarer Kohlenhydrate aufnehmen.

Beispiele für geeignete Kohlenhydrat-Mahlzeiten
Obstsalat oder Kompott mit Vollkornflocken
Frucht-Joghurt mit Ballaststoffen
Knäckebrot mit Quark oder Obst
Vollkornzwieback und Milch oder Joghurt
Gemüsebrühe mit Vollkornbrötchen

Auf die Frage, um **wie viele Einheiten** die Insulindosis vor langandauernder Muskelarbeit reduziert werden muß, gibt es keine verbindliche Antwort. Jeder Diabetiker muß dies für sich selbst herausfinden. Als allgemein gültige Regel gilt der bekannte Ausspruch: **»Nicht kleckern, sondern klotzen!«**
Das heißt: Bei langandauernden sportlichen Leistungen ist das Reduzieren um nur wenige Insulineinheiten unzureichend. Durch häufige Blutzuckerkontrollen, Festhalten der Testergebnisse im Diabetikertagebuch, Erfahrungsaustausch mit dem behandelnden Arzt muß jeder seine ganz persönlichen Erfahrungen sammeln und herausfinden, welche Maßnahmen für ihn persönlich am sinnvollsten sind. Bei einer für insulinpflichtige junge Diabetiker veranstalteten »Tour de France«, bei der

Jeder diabetische Sportler muß die für ihn richtigen Maßnahmen herausfinden

in drei Wochen mehr als 900 km zurückgelegt wurden, brauchten die meisten Teilnehmer etwa 75% weniger Insulin als bei ihrer sonstigen, auf ruhige Lebensweise ausgerichteten Insulindosis. Dabei legten 9 Jugendliche, die vorher 75 bis 100 Einheiten benötigten, sogar 200 km an einem Tag zurück.

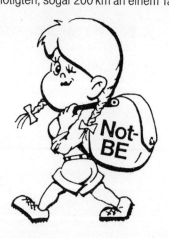

Es gibt marathonlaufende Diabetiker, die am Wettkampftag ihre morgendliche Insulindosis um 80 bis 90% reduzieren, abends überhaupt nichts und am nächsten Morgen nur 30% ihrer sonst üblichen Dosis spritzen.

- **Besonders wichtig: Auf keinen Fall darf Insulin ganz abgesetzt werden**
Beispiel für langandauernde Sportarten:
Ski- und Radtouren, Triathlon, Wanderungen, Sporturlaub, Trainingslager, mehrere Trainingseinheiten am Tag.

6.2 Wann sollte kein Sport ausgeübt werden?

Bei schlecht eingestelltem Diabetes, erkennbar an hohen Blutzuckerwerten und positivem Acetonnachweis, sollte **kein** Sport betrieben werden.

Insulinmangel führt zu einem Blutzuckeranstieg

- **Bei Insulinmangel führt Sport nicht zur Senkung des Blutzuckerspiegels, sondern zu einem weiteren Anstieg, denn Sport kann Insulin einsparen, es aber nie ersetzen.**
Ohne Insulin kann die Glukose aus dem Blut nicht **in** die Muskelzelle gelangen und dort verbrannt (= verstoffwechselt) werden.
Zu den Gefahren sportlicher Ausübung bei Insulinmangel bezieht Dr. Friedrich Kemmer von der Abteilung »Stoffwechsel und Ernährung« der Universität Düsseldorf in seiner Broschüre »Diabetes und Sport ohne Probleme« Stellung:
»Jeder Diabetiker, der hohe Blutzuckerwerte und viel Azeton im Urin hat, ist wirklich ›zuckerkrank‹. Er braucht Insulin und Ruhe. Jeder starke Sport würde nur den Blutzucker steigern und diesen Diabetiker in ernste Gefahr bringen. Ja, er kann bei Insulinmangel durch Sport sogar in ein diabetisches Koma kommen. Er muß also erst Insulin spritzen und abwarten, bis der Blutzucker wieder normal ist und im Urin kein Azeton mehr auftritt. Dann kann er wieder Sport treiben.«
Dr. Kemmer beschäftigt sich seit Jahren mit den Problemen sporttreibender Diabetiker. Seine Broschüre »Diabetes und Sport ohne Probleme« richtet sich an diabetische Kinder und Jugendliche sowie an deren Eltern und gibt praktische Hinweise zur Stoffwechseleinstellung vor, während und nach sportlicher Betätigung.

- Die Gefahren sportlicher Betätigung bei schlechter Diabetes-Einstellung liegen in der möglichen Entwicklung einer Ketoazidose.
»Die magische Grenze bei einem Nüchternblutzuckerspiegel liegt etwa bei 310 mg/dl«, so Dr. Ludwig Lampe vom Institut für

Sport kann Insulin nicht ersetzen

Kreislaufforschung und Sportmedizin an der Sporthochschule Köln.

»Liegt der Blutzucker morgens über 300 mg/dl, ist Muskelarbeit nicht zu empfehlen, egal ob schon Azeton nachzuweisen ist oder nicht. Es hat sich gezeigt, daß es bei derartigen Blutzuckerwerten unter Muskelarbeit auch bei noch nicht nachweisbarem Azeton zu einer Ketoazidose kommen kann.«

Prof. Herbert Drost, Oberarzt der Medizinischen Klinik am Ferdinand-Sauerbruch-Klinikum Wuppertal, sieht vor allem das Vorhandensein von Azeton als Kriterium für die Beurteilung der Gefahren an:

»Das Vorhandensein von Azeton im Urin (= positive Azetonurie) verbietet jegliche Muskelarbeit. Hingegen ist ein hoher Blutzuckerwert ohne gleichzeitige Azetonurie kein Grund dafür, sich sportlich nicht zu betätigen. Vor Sportbeginn sollte deshalb immer eine Azetonurie ausgeschlossen werden, da bereits vorhandenes Azeton die Stoffwechselsituation weiter verschlechtert und den Sportler gefährdet.«

»Es ist eine irrige Meinung zu glauben, daß durch sportliche Aktivität der Blutzucker grundsätzlich sinkt«, so Prof. Dietmar Sailer aus Erlangen. »Azeton im Urin signalisiert einen absoluten Insulinmangel. In dieser Situation schaltet der Organismus auf den sogenannten Alaninzyklus um. Eine Mehrbelastung führt nicht zu einer Senkung, sondern sogar zu einer Erhöhung des Blutzuckers mit allen Gefahren.«

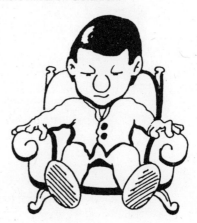

6.3 Welche Vorsichtsmaßnahmen gelten für Diabetiker mit einer Insulinpumpe?

Die Anpassung von Insulin und Ernährung ist am einfachsten, wenn die Insulinzufuhr den physiologischen Verhältnissen eines Stoffwechselgesunden am nächsten kommt. Demzufolge müßten Pumpenträger am ehesten ohne große Vorplanung Sport treiben können, da sie entweder die Basalrate reduzieren oder die Pumpe ganz abnehmen bzw. abschalten können.

Trotzdem müssen auch Insulinpumpenträger die Wirkung sportlicher Betätigung auf das eigene Blutzuckerverhalten durch häufige Blutzuckerkontrollen vor, während und nach dem Sport selbst herausfinden. Durch die verschiedenen blutzuckersteigernden und blutzuckersenkenden Faktoren kann niemand den Blutzuckerverlauf vorhersagen.

Welche Besonderheiten sporttreibende Pumpenträger beachten müssen, erläutert Dr. Frank Best, Leitender Oberarzt der Abteilung »Innere Medizin und Diabetologie« am Katholischen Krankenhaus St. Josef in Essen-Werden. Dr. Best ist u. a. Autor des Büchleins »Insulinpumpen«, welches im Insuliner-Verlag in Marburg erschienen ist und führt seit Jahren mit seinem Diabetesteam Schulungen für Pumpenträger durch. Außerdem ist er selber Pumpenträger. Er weiß also, wovon er spricht.

Welche Richtlinien gelten für sporttreibende Pumpenträger? Bei welchen sportlichen Aktivitäten sollte die Pumpe abgenommen werden und bei welchen nicht?

Sport treiben mit oder ohne Pumpe

Nach Untersuchungsergebnissen, die beim 3. Kongreß für Insulinpumpenträger in Leverkusen vorgestellt wurden, nahmen 50% der Befragten bei sportlichen Aktivitäten die Pumpe ab, die übrigen 50% trieben Sport mit der Pumpe.

Dazu Dr. Best: »Bei kurzandauernden sportlichen Aktivitäten ist es nicht sinnvoll, die Pumpe abzunehmen, weil man immer davon ausgehen muß, daß trotz **kontinuierlicher** Insulinzufuhr ein gewisses subkutanes Insulindepot vorhanden ist. Die Größe dieses Insulindepots hängt von der Konstitution des Diabetikers ab.

Personen mit Fettpölsterchen haben naturgemäß ein größeres subkutanes Fettdepot als magere Diabetiker. Die Größe dieser Fettdepots ist jedoch ganz entscheidend für das richtige Verhalten bei sportlichen Aktivitäten.

Bei **länger andauernden sportlichen Aktivitäten** müssen die Diabetiker mit den Fettpölsterchen ihre Pumpe sehr viel früher abnehmen als magere Diabetiker, weil sie damit rechnen müssen, daß die Wirkung ihrer Insulinspiegel noch für etwa 4 bis 5 Stunden anhält, hingegen bei mageren Diabetikern bereits nach 1 bis 2 Stunden nachlassen kann.

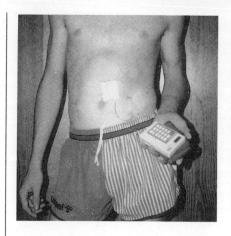 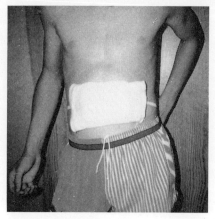

Sascha O., aktiver Handballspieler mit einer Insulinpumpe. Einen Schutz vor unvorhergesehenen Ball- und Fallwürfen bietet ein ausgedienter Knieschoner, der auf die Einstichstelle des Katheders gelegt wird. Der nötige Halt erfolgt durch ein angenähtes Gummiband.
Vor Training und Wettkampf muß durch diesen Schutz der Katheder nicht jedesmal entfernt, sondern lediglich von der Pumpe abgeklemmt werden.

Bei nur **kurz andauernden sportlichen Aktivitäten** nützt es nichts, die Pumpe vor Sportbeginn abzustellen, weil die Insulinspiegel noch viele Stunden erhöht sein können. In solchen Situationen ist die zusätzliche Aufnahme von Kohlenhydraten sinnvoller. Andere Möglichkeiten gibt es bei kurzandauernden Belastungen nicht.«

Wann sollte die Basalrate reduziert oder ganz abgestellt werden?
»Hierbei sind grundsätzlich zwei verschiedene Aspekte zu berücksichtigen: Handelt es sich um eine geplante Aktivität, kann ich rechtzeitig im zeitlichen Abstand zur körperlichen Belastung die Basalrate reduzieren oder ganz abstellen. **Was jedoch das Ausmaß der Reduktion betrifft:** Wir haben sehr viele Diabetiker, deren körperliche Aktivitäten in ihrem Alltag sich kaum von den körperlichen Belastungen **einer kurzandauernden sportlichen Aktivität** unterscheiden, so daß eine Änderung der Basalrate nicht erforderlich ist.
Hingegen müssen Diabetiker mit überwiegend ruhiger Lebensweise, z. B. sitzender beruflicher Tätigkeit, bei plötzlichen sportlichen Aktivitäten damit rechnen, sowohl ihre **Basalrate** als auch die **Zusatzraten** erheblich reduzieren zu müssen, weil ungewohnte körperliche Aktivitäten zu einer enormen Verbesserung der Insulinempfindlichkeit führen können. Diese Verbesserung der Insulinwirkung gilt nicht nur für die Zeitdauer der sportlichen Aktivität, sondern kann noch bis zu 24 Stunden und länger anhalten. Diese Personen sind die Kandidaten für die gefährlichen Hypoglykämien, die häufig erst fünf, sechs oder sieben Stunden nach Beendigung der sportlichen Aktivitäten auftreten. Kommt noch der Genuß von Alkohol hinzu, ist eine Hypoglykämie geradezu vorprogrammiert.«

Häufiger Blutzuckerwert messen bei ungewohnter sportlicher Betätigung

Zur Vermeidung solcher Hypoglykämien rät Dr. Best einen vorsichtigen Trainingsaufbau mit langsamen und allmählichen Steigerungen und häufigen Blutzuckermessungen, vor allem in ungewohnten Situationen.

Welche Fehler werden bei der sportbedingten Anpassung am häufigsten gemacht?

»Der häufigste Fehler ist eine Fehleinschätzung der noch vorhandenen Insulinspiegel und deren Wirkung nach Abschalten der Pumpe. Es herrscht die falsche Vorstellung, daß nach Abschalten der Pumpe keine Insulinwirkung mehr vorhanden ist. Bei ungewohnten körperlichen Belastungen sowie bei länger andauernden Belastungen ist es ratsam, die Pumpe früher abzustellen und den Blutzuckerwert häufiger zu messen.«

Insulinwirkung nach Abschaltung der Pumpe beachten

Um Erfahrungen über die Insulinwirkung der noch vorhandenen Insulinspiegel nach Abstellen der Pumpe zu gewinnen, empfiehlt Dr. Best folgende Vorgehensweise:

An einem Wochenende, z. B. einem Samstag vormittag, die Pumpe abzustellen, nichts zu essen und in regelmäßigen Abständen, z. B. alle 60 bis 90 Minuten, den Blutzuckerwert zu messen, bis dieser ansteigt.

6.4 Welche Anforderungen sind an die zusätzliche Kohlenhydrataufnahme zu stellen?

● **Für Gelegenheitssportler**

Die zusätzliche Kohlenhydrataufnahme (Zusatz- oder Sport-BE) soll bei gelegentlicher Sportausübung in erster Linie der Gefahr einer Unterzuckerung vorbeugend entgegenwirken.

● **Für leistungsorientierte Sportler**

Kohlenhydrate nicht nur zur Blutzuckerregulierung, sondern auch zur Leistungsförderung aufnehmen

Über die blutzuckerregulierende Wirkung hinaus hat die zusätzliche Kohlenhydrataufnahme **weitere** Anforderungen zu erfüllen, sie soll:
– kein Durstgefühl hervorrufen,
– leicht verdaulich sein, damit der nötige Sauerstoff für die verstärkte Muskeldurchblutung zur Verfügung steht und nicht für die verstärkte Verdauungsarbeit benötigt wird,
– die Flüssigkeitsverluste durch Schwitzen bei langandauernder Sportleistung gleichzeitig ausgleichen,
– vor, während und nach intensivem Training bedarfsgerecht zusammengestellt sein.

● **Wieviel Kohlenhydrate werden zusätzlich benötigt?**

Der **zusätzliche** Kohlenhydratbedarf hängt von verschiedenen Faktoren ab, z. B.
– von dem Blutzuckerausgangswert,
– von dem Zeitpunkt der sportlichen Aktivität,
– von der Dauer und Intensität des Trainings,
– von dem Trainingszustand,
– von dem Wirkprofil des zugeführten Insulins.

Individuelle zusätzliche Kohlenhydrataufnahme

Den **zusätzlichen** Kohlenhydratbedarf muß jeder Diabetiker durch persönliche Erfahrungen in Verbindung mit häufigen Blutzuckermessungen für sich selbst herausfinden.
Die nachfolgende Tabelle eines amerikanischen Diabeteszentrums gibt allgemeine Richtwerte für die zusätzliche Kohlenhydrataufnahme an. Diese Richtwerte können als Orientierungshilfe für das erste Herantasten vielleicht nützlich sein, nur deshalb erfolgte ihr Abdruck. Diese angegebenen Richtwerte können jedoch niemals die eigene persönliche Erfahrung durch häufige Stoffwechselkontrollen ersetzen.

Tabelle für die zusätzliche Aufnahme von Kohlenhydraten BE
nach: M. J. Franz, International Diabetes Center, Minneapolis 1984

Sportart und Dauer	Höhe des BZ vor dem Sport	zusätzliche BE
leichte körperliche Bewegung: 1 km gehen/½ Stunde langsam radfahren	unter 80 mg% mehr als 80 mg%	1 BE –
mittlere körperliche Bewegung: 1 Std. Tennis/Schwimmen/ Gartenarbeit/Jogging/ Staubsaugen	unter 80 mg% 80 mg% bis 170 mg% 180 mg% bis 250 mg%	2–4 BE 1–2 BE –
starke körperliche Bewegung: 1 Std. Fußball, Hockey, Basketball, Schneeschippen Wettkampf: Schwimmen/Radfahren	unter 80 mg% 80 mg% bis 170 mg% (zwischendurch BZ messen!) 180 mg% bis 250 mg%	4 BE 2–4 BE 1 BE

Es gibt viele Diabetiker, die ihren Blutzuckerspiegel vor dem geplanten Training auf Werte von über 200 mg/dl »hochtreiben«, um sich auf diese Weise vor Unterzuckerungen zu schützen. Auf die nachteiligen Folgen für die sportliche Leistungsfähigkeit wurde bereits hingewiesen. Zu den Maßnahmen eines sportgerechten Verhaltens vor dem Training nimmt Prof. Dietmar Sailer, Leiter der Abteilung Stoffwechsel und Ernährung der Universitätsklinik Erlangen, Stellung:
»Es ist sicherlich falsch, den Blutzuckerwert vor dem Sport auf Werte über 200 mg/dl hochzutreiben. Dies führt nicht nur zu einer Beeinträchtigung der sportlichen Leistung, sondern birgt auch viele andere Gefahren in sich. Unterzuckerungen kann man am besten durch angepaßte Insulintherapie oder durch ›Extra-BEs‹ vorbeugen.
Am besten fahren immer noch diejenigen Sportaktiven, die wirklich regelmäßig ihren Blutzuckerwert messen, insbeson-

Maßnahmen aus ärztlicher Sicht

dere bevor sie mit dem Training beginnen. Grundsätzlich muß dabei unterschieden werden, ob die sportliche Aktivität länger geplant ist oder kurzfristig angesetzt wird. Bei kurzfristig angesetzter sportlicher Aktivität kann man der Gefahr der Hypoglykämie nur durch sogenannte ›Extra-BEs‹ entgegenwirken. Ist jedoch die sportliche Aktivität länger vorausgeplant, ist es sinnvoller, die Insulindosis zu reduzieren. Dabei muß berücksichtigt werden, zu welchem Zeitpunkt im Laufe des Tages die sportliche Aktivität erfolgt: ob Normal- oder Basal- oder sogar beide Insulinarten reduziert werden müssen. Folgendes Vorgehen hat sich hier bewährt:

Für ein intensives Training bis zu einer Stunde:
1. 2–4 IE Insulin weniger spritzen
2. 1–2 Extra-BEs aufnehmen, z. B. 1 BE vor und 1 BE nach dem Sport
3. 1–2 IE Insulin weniger spritzen und zusätzlich 1–2 BEs aufnehmen

Für ein mehrstündiges Training:
1. Morgens nur die Hälfte des Insulins spritzen
2. Extra-BEs bereithalten
3. Abenddosis auf ⅔ der üblichen Insulinmenge reduzieren

Insbesondere das abendliche Reduzieren der Insulindosis erscheint wichtig, da viele Hypoglykämien Stunden nach der sportlichen Aktivität auftreten können und nicht selten während der Nacht eintreten. Bei langandauernden sportlichen Aktivitäten kann sogar u. U. die blutzuckersenkende Wirkung bis in den nächsten Tag hinein beobachtet werden. Ein Diabetiker muß bereits vor der Belastung wissen, was auf ihn zukommt, er muß lernen Prophet zu werden. Spätere Dosiskorrekturen sind gefährlich und beinhalten zwangsläufig ein hohes Risiko.«

● **In welchem Bereich sollte der Blutzuckerwert vor dem Sportbeginn liegen?**

In welchem Bereich sollte der Blutzuckerspiegel vor dem Training liegen?

Dazu Prof. Sailer: »Der ideale Blutzuckerwert sollte vor Beginn einer Trainingseinheit im normoglykämischen Bereich, d. h., zwischen 80 und 120 mg/dl, liegen. Bei länger andauernden körperlichen Aktivitäten ist die Zufuhr von Extra-BEs spätestens nach 45 Minuten, sinnvollerweise in Form von Oligosacchariden oder von Stärkeprodukten, notwendig.«

Hinweis: Als **Oligosaccharide** werden wasserlösliche Glukosesaccharidgemische bezeichnet, mit denen eine hohe Kohlenhydratzufuhr während sportlicher Belastung möglich ist. Der entscheidende Vorteil gegenüber anderen Kohlenhydraten, z. B. Traubenzucker, liegt in der schnellen Resorption und der hohen Konzentrationsmöglichkeit, bedingt durch die günstigen osmotischen Verhältnisse. **Während** eines langandauernden

Maßnahmen während des Trainings oder Wettkampfes

Trainings oder Wettkampfes sollten möglichst physiologisch günstige, das heißt, isotonische Getränke aufgenommen werden, weil diese am schnellsten resorbiert werden. Ein Getränk ist isotonisch (iso = gleich, Tonus = Druck), wenn es der gleichen Konzentration, das heißt, dem gleichen osmotischen Druck unserer Körperflüssigkeiten entspricht, der ungefähr bei 300 mOsm/kg liegt. Höhere Dosierungen können Beschwerden wie Blähungen, Bauchschmerzen oder sogar osmotisch bedingte Durchfälle verursachen.

Wegen der hohen Osmolarität sollte Traubenzucker nicht höher als 5%ig gelöst werden. Zur Herstellung eines kohlenhydratreichen Getränkes sind wasserlösliche Glukosesaccharidgemische in Form von Maltodextrinen besser geeignet als Traubenzucker, weil sie bei gleicher Isotonie fünffach höher dosiert werden können. Reiner Traubenzucker erhöht außerdem das Durstgefühl, da er in den Körperflüssigkeiten im Verhältnis 1 : 20 gelöst werden muß, d. h., 5 g Traubenzucker benötigen 100 g Wasser. Sogenannte Oligosaccharide bzw. wasserlösliche Saccharidgemische sind als Pulver und als gebrauchsfertige flüssige Energiedrinks im Handel.

Bei richtiger Anwendung und Zubereitung sind sie hervorragend geeignet, den sportbedingten **zusätzlichen** Kohlenhydratbedarf **während und nach** langandauernden Sportleistungen zu decken.

● **Bezugsquellennachweis für Glukosesaccharidgemische:**

Unter der Bezeichnung »**Malto-dextrin 19**« als wasserlösliches geschmacksneutrales Pulver in Apotheken und evtl. Drogerien (Hersteller: Maizena).

Unter der Bezeichnung »**Oligo-Pur**« als wasserlösliches geschmacksneutrales Pulver bei Fessler, Untere Mühle, 7126 Sersheim.

Unter der Bezeichnung »**Champenergie**« Kohlenhydrat-Krafttrunk in Apotheken und Sportfachhandel (Champ-Sporternährung, Bad Vilbel).

Champenergie ist ein gebrauchsfertiges flüssiges Konzentrat mit einem Kohlenhydratanteil um 60%.

● **Rezeptvorschlag für die Zufuhr während eines langandauernden Trainings und/oder Wettkampfes**

Vorbeugende Maßnahmen zur Vermeidung von Hypoglykämien

½ l Früchtetee + 100 ml Champenergie = 5–6 Zusatz-BE
Nach dem Ausdauertraining muß die Zufuhr nicht im isotonischen Bereich liegen. Als vorbeugende Maßnahme zur Vermeidung nächtlicher Hypoglykämien eignet sich die zusätzliche Kohlenhydrataufnahme nach dem Training vor allem als Spätmahlzeit in Verbindung mit Joghurt oder Quark.

6.5 Blutzuckerbestimmung vor, während und nach dem Sport

Um Erfahrungen über die Blutzuckerentwicklung **vor, während** und **nach** dem Sport zu sammeln, sind häufige Blutzuckermessungen notwendig.
Keinen Aufschluß bringen Kontrollen des Urinzuckers, weil sämtliche Urinzuckerkontrollen negativ bleiben, wenn der Blutzuckerwert **unterhalb** der Nierenschwelle, also unter 180 mg/dl, liegt.

Möglichkeiten der Blutzuckerbestimmung im Freien

● Ein Blutzucker-Schnelltest läßt sich selbst im Freien, z. B. während einer Wanderung, einer Radtour oder nach einem Lauftraining, problemlos durchführen. Dafür gibt es Teststreifen, die visuell, also durch Farbvergleiche, mit dem Auge abgelesen werden.
Neu sind Glucostix-Teststreifen in Folienverpackung, die besonders praktisch für Blutzuckerkontrollen vor, während oder nach einem Training sind, da sie problemlos in der Sportkleidung mitgeführt werden können.
Da aktuelle Blutzuckerwerte nur durch Messen des Blutzuckerwertes ermittelt werden können, müssen diabetische Sportler diese Methode kennen und richtig anwenden. Nur aus richtig gemessenen Werten können auch richtige Schlüsse gezogen werden. Nur so kann eine den Bedürfnissen entsprechende Anpassung von Insulin und Ernährung erfolgen, und nur so läßt sich das Risiko sportbedingter Unterzuckerungen vermindern.

● **Exakte Blutzuckerbestimmung**
Mit sogenannten Stechhilfen, z. B. Autoclix, Autolet, Glucolet u. a., ist die Blutentnahme schmerzarm, vor allem wenn der Einstich nicht in der Mitte, sondern seitlich der Fingerbeere erfolgt, da dort mehr Blutgefäße liegen.
Auch sollte starkes Pressen bei der Blutentnahme vermieden werden, weil sonst Gewebswasser mit austritt und zu falschen Testergebnissen führt.

6.6 Dokumentation der Testergebnisse

Die notwendige Anpassung von Insulin und Ernährung muß jeder durch regelmäßige Selbstkontrolle der Blutzuckerwerte für sich herausfinden. Dabei ist es wichtig, die Testergebnisse schriftlich festzuhalten, damit durch Vergleiche mit früheren Eintragungen aktuelle Probleme besser bewältigt werden können.
Außerdem sollten die Eintragungen zu jedem Arztbesuch mitgebracht und diskutiert werden.

Durchführung der Blutzuckerkontrolle
Blutzuckertest mit Hilfe von Haemo-Glukotest 20-800

in die Fingerbeere stechen

ersten Blutstropfen abwischen

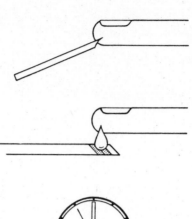

Blutstropfen gewinnen
Blutstropfen auf den Teststreifen auftragen

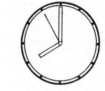

60 Sekunden einwirken lassen
abwischen

nach 60 Sekunden Ergebnis mit der Skala vergleichen
ablesen
protokollieren

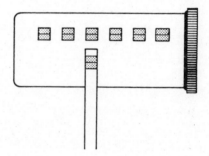

Von verschiedenen Firmen werden sogenannte Diabetiker-Tagebücher zur Verfügung gestellt, die die Eintragungen erleichtern.

● **Beispiel für eine solche Dokumentation**

Dieser nachfolgende Auszug aus einem Diabetiker-Tagebuch zeigt die Blutzuckerentwicklung vor, während und nach einer Tages-Radtour am Wochenende.
Die Insulinbehandlung erfolgt 2 × täglich mit einem selbst hergestellten Mischinsulin aus Verzögerungs- und Normalinsulin.

Beginn der Radtour: Samstags nach dem Frühstück
Rückkehr: Zum Abendessen

Datum	Insulin ▲ = Normalinsulin ▲ = Verzögerungsinsulin			Blutzucker Selbstkontrolle				Bemerkungen (z. B. Unterzucker, Ketonurie) Körpergewicht
	morgens	mitt.	abends	morg.	mitt.	abends	spät	
Do., 26. 5.	10	18	⁄	6	9	90	100	180	110	∅
Fr., 27. 5.	10	18	⁄	6	9	110	120	90	100	∅
Am Samstag geplante Tages-Radtour								
Sa., 28. 5.	5	9	⁄	3	5	100	40	80	90	Hypo 12⁰⁰ 3 Zusatz-BE
So., 29. 5.	10	18	⁄	6	9	80	110	160	120	Hypo 10⁰⁰ 2 Zusatz-BE
Mo., 30. 5.	10	18	⁄	6	9	100	140	180	100	∅ Hypo

Diese Dokumentation zeigt:
Vor dem Start wurde sowohl Normal- als auch Verzögerungsinsulin um 50 Prozent reduziert. Trotz dieser Reduzierung trat gegen Mittag eine Unterzuckerung auf. **Wie hätte diese vermieden werden können?**

● **Welche Konsequenzen ergeben sich für die nächste Radtour?**
In Betracht kommen folgende **drei** Möglichkeiten:
1. **Die Insulindosis noch stärker reduzieren,** vielleicht um 60%.
2. **Am Vormittag zusätzliche Kohlenhydrate aufnehmen,** z. B. in Form eines Getränkes wie Apfelsaft mit Mineralwasser oder Tee mit einem Kohlenhydratkonzentrat.
3. **Das Mittagessen vorziehen.**

Von diesen Möglichkeiten erscheint mir die zusätzliche Kohlenhydrataufnahme durch ein geeignetes Getränk am sinnvollsten, zumal damit gleichzeitig dem zu erwartenden höheren Flüssigkeits- und Mineralstoffbedarf Rechnung getragen werden kann.

Nach der sportlichen Betätigung den Blutzuckerwert kontrollieren und zusätzliche Kohlenhydrate aufnehmen

● **Was besonders wichtig ist:** Nicht nur **vor**, sondern auch **nach** länger andauernden Ausdauerleistungen ist es notwendig, die Insulindosis zu reduzieren. Auch **nach** Beendigung des Sports ist die Glukoseaufnahme im Muskel gesteigert, **da die entleerten Glykogenspeicher wieder aufgefüllt werden.** Nur bei verminderter Insulinzufuhr kann die Leber ihre Glukoseproduktion steigern und vermehrt Glukose ans Blut nachliefern. Um die Entwicklung nächtlicher Unterzuckerungen zu verhindern, ist es deshalb ratsam, nach Ausdauerbelastungen vor dem Schlafengehen den Blutzucker nochmals zu kontrollieren und bei Werten **unter 130 mg/dl** vorsichtshalber **zusätzlich 1 bis 2 BE** in Form **langsam resorbierbarer Kohlenhydrate** aufzunehmen.

6.7 Was ist zu beachten bei Sport- oder Urlaubsreisen

Weite Reisen in ferne Länder können Probleme aufwerfen. Probleme können entstehen durch:
- Veränderung des gewohnten Zeitplans durch Zeitverschiebung,
- Veränderung der gewohnten Ernährung,
- Veränderung des Klimas, z. B. durch plötzliche Hitze oder Kälte,
- Veränderung der körperlichen Aktivität.

Empfohlene Grundausrüstung für Sport- und Urlaubsreisen

Grundausrüstung für Sport- und Urlaubsreisen

Insulin, Medikamente und Spritzen müssen für einige Tage in ausreichender Menge im Handgepäck sein.
Gleiches gilt für einen entsprechenden Vorrat an haltbaren Kohlenhydraten, falls das Reiseziel nicht pünktlich erreicht wird.
Geeignet sind u. a. Knäckebrot, Müsli- und Energieriegel, Vollkornkekse, Trockenfrüchte, Fruchtschnitten.
Ein Diabetikerausweis mit mehrsprachiger Übersetzung ist bei den Firmen Hoechst und Boehringer erhältlich.
Ein kleiner Ratgeber für exotische Früchte und Gemüse kann beim Heilbad Neuenahr angefordert werden.
Ein Sprach- und Reiseführer für Diabetiker mit praktischen Tips, Redewendungen und Wörtern in sechs Fremdsprachen hat die Firma Drugofa herausgebracht.
Empfehlenswert ist ein SOS-Medaillon mit wasserdichtem Schraubverschluß und in der Landessprache übersetzten Informationen. Bei sportlichen Aktivitäten wie z. B. Radtouren, Bergwanderungen, Skiurlaub usw. kann es entweder um den Hals oder ums Handgelenk getragen werden.

Vorbeugende Maßnahmen zum Schutz vor Magen-Darmbeschwerden
Zur Vorbeugung von Magen-Darmbeschwerden und Durchfallerkrankungen haben sich folgende Ernährungsregeln bewährt:
1. Eiskalte Getränke meiden, auch wenn die Versuchung bei Hitze groß ist.
2. Eiswürfel meiden. Die hygienische Qualität von Eiswürfeln läßt häufig sehr zu wünschen übrig (nicht nur im Ausland).
3. Frisches Obst immer schälen.
   Frisch ausgepreßte Zitrusfrüchte sind geeignet, ausgleichend auf eine mangelnde Salzsäure-Produktion des Magens zu wirken.
4. Wasser immer abkochen.
   Zähne mit abgekochtem Wasser putzen.

Verluste an Flüssigkeit und Mineralsalze ausgleichen

Ernährung bei Infektionen
Sowohl Durchfall wie auch Erbrechen sind mit Flüssigkeits- und Mineralsalzverlusten verbunden, die wieder ersetzt werden müssen.

Geeignet bei Durchfall und/oder Erbrechen
Getränke: Cola-Getränke, Tee, Bouillon, Gemüsebrühen. Erfahrungsgemäß werden Cola-Getränke bei verdorbenem Magen besser vertragen als Tee und Säfte. Wer glaubt, Kohlensäure nicht zu vertragen: Durch Schütteln oder Zugabe einer Prise Salz wird die Kohlensäure entbunden.
Mahlzeiten: Zwieback, Banane, geriebenen Apfel, Schokolade, Bouillon oder Gemüsebrühen, z. B. Vitamin-Instantbrühen mit Zwieback oder Haferflocken, Tee mit Salzstangen.

Geeignet bei Fieber
Kompott, Apfelmus, Saft, Eis, viel Flüssigkeit.
Wichtig: Infektionen erhöhen den Insulinbedarf.
Häufige Stoffwechselkontrollen und bedarfsangepaßte Anpassung der Insulindosis schützen vor Entgleisungen.

7. Schritt
Unterzuckerung – was ist zu tun?

7.1 Warnzeichen einer Hypoglykämie
7.2 Sofortmaßnahmen bei einer Hypoglykämie
7.3 Maßnahmen zur Erste-Hilfe-Leistung
7.4 Wie spritzt man Glukagon?
7.5 So spritzt man Glukagon

Jeder Diabetiker, der mit Insulin oder blutzuckersenkenden Tabletten behandelt wird, kann eine Unterzuckerung (= Hypoglykämie) bekommen.

● **Was ist eine Hypoglykämie?**
Eine Hypoglykämie liegt vor, wenn der Blutzuckerwert **unter** 50 mg/dl absinkt (der Normalwert liegt zwischen 70 und 130 mg/dl).

Mögliche Ursachen für das Entstehen sportbedingter Hypoglykämien

● Ursache für das Auftreten einer Hypoglykämie ist immer das Vorhandensein von zuviel Insulin im Körper, als dem momentanen Bedarf entspricht, denn Insulin senkt ja bekanntlich den Blutzuckerspiegel.
Da Sport eine ähnliche Wirkung wie Insulin hat, d. h., den Blutzucker senkt, weil vermehrt Zucker verbrannt wird, müssen insulinbehandelte oder mit blutzuckersenkenden Tabletten eingestellte Diabetiker eigenverantwortlich durch vorbeugende Maßnahmen der Entstehung sportbedingter Hypoglykämien wirksam entgegenwirken.

● **Mögliche Ursachen für das Auftreten einer Hypoglykämie**
– **zu spät** oder **zu wenig Kohlenhydrate** aufgenommen,
– **außergewöhnliche** oder **ungewohnte körperliche Bewegung** wie z. B. Sport, Hausputz, Umzug, Gartenarbeit, Autowaschen,
– **nach abendlichem Ausdauertraining** Insulindosis und Kohlenhydrataufnahme nicht richtig angepaßt,
– **gesunkener Insulinbedarf**, z. B. durch Gewichtsabnahme, Erbrechen oder Durchfall, zu langer Spritz-Eßabstand,

- versehentlich **zuviel Insulin gespritzt**,
- **Alkoholgenuß** (dabei kann die Hypoglykämie auch nachts oder erst am nächsten Tag auftreten).

7.1 Warnzeichen einer Hypoglykämie

Die Wahrnehmung eines absinkenden Blutzuckerspiegels ist bei jedem Diabetiker unterschiedlich.

Je nach Schnelligkeit des Blutzuckerabfalls werden die ersten Warnzeichen einer beginnenden Unterzuckerung nicht immer wahrgenommen. Diese Erfahrung machen häufig gut eingestellte Diabetiker, deren Blutzuckerwerte sich überwiegend im Normalbereich bewegen.

Die Anzeichen einer beginnenden Unterzuckerung werden nicht immer wahrgenommen

Umgekehrt können bei ständig erhöhten Blutzuckerwerten, Anzeichen einer Unterzuckerung bereits bei Blutzuckerwerten im Normalbereich, zum Beispiel bei 100 mg/dl, wahrgenommen werden.

● Zu spüren ist nicht der absinkende Blutzuckerspiegel, sondern die Reaktion des Körpers als Folge auf die Unterzuckerung. Grundsätzlich sind zwei verschiedene Folgen zu unterscheiden:
1. **das Auslösen einer Gegenregulation**
2. **der Glukosemangel der Nervenzellen im Gehirn**

● **Was ist eine Gegenregulation?**
Wenn der Blutglukosespiegel absinkt, versucht der Körper zunächst, aus eigener Kraft den Blutzuckerspiegel wieder zu erhöhen. Dies geschieht durch Ausschüttung von Hormonen, z. B. Adrenalin, Noradrenalin oder Cortisol aus der Nebenniere, Glukagon aus den A-Zellen der Bauchspeicheldrüse sowie Wachstumshormon und Schilddrüsenhormon.

Diese sogenannten gegenregulatorischen, gegen das Insulin gerichteten Hormone werden auch antiinsulinäre Hormone genannt.

Wirkung der sogenannten gegenregulatorischen Hormone

Sie besitzen eine starke Wirkung
- **auf Herz und Kreislauf**
  und
- **auf den Kohlenhydratstoffwechsel.**

So sorgen zum Beispiel die Hormone **Adrenalin** und **Glukagon** dafür, daß die als **Glykogen** gespeicherten Kohlenhydrate in der Leber mobilisiert und schnell zu Glukose abgebaut werden (siehe auch Kapitel Kohlenhydrat-Stoffwechsel).

Das Hormon **Cortisol** sorgt dafür, daß in der Leber bestimmte Aminosäuren (= Grundbausteine von Eiweiß) zu Glukose umgewandelt werden.

Diese **Umwandlung von Eiweiß zu Glukose** wird als **Gluko-**

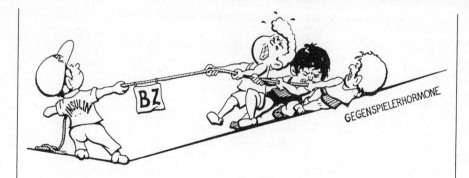

Wenn der Blutzuckerspiegel absinkt, versucht der Körper durch Ausschüttung von Hormonen, den sogenannten gegenregulatorischen, den Blutzuckerspiegel zunächst aus eigener Kraft wieder zu erhöhen.

neogenese bezeichnet und ist ein sehr unökonomischer Vorgang, denn zum Aufbau von nur 100 g Glukose wird etwa 200 g Eiweiß benötigt.

Die Wirkung dieser gegenregulatorischen Hormone führt im allgemeinen zu einem Wiederanstieg des Blutzuckerspiegels.

- **Zeichen einer leichten Hypoglykämie = hypoglykämische Reaktion**

(teilweise hervorgerufen durch Ausschüttung der gegenregulatorischen Hormone)
Heißhunger,
Kopfschmerzen,
Blässe,
Schwitzen,
Angst- und Druckgefühl,
Schwächegefühl, z. B. weiche Knie,

Mögliche Anzeichen einer leichten Hypoglykämie

Kribbeln in den Fingern und Lippen,
Pelzigkeitsgefühl um den Mund,
Nervosität,
Verhaltensänderung in Richtung Aggression.

Mögliche Anzeichen einer schweren Hypoglykämie

- **Zeichen einer schweren Hypoglykämie = hypoglykämischer Schock**

(hervorgerufen durch Glukosemangel der Nervenzellen im Gehirn)
Konzentrationsstörungen,
Sprachstörungen,
Sehstörungen,
Schweißausbrüche,
Schwindelzustände,
Aggressivität oder clownartiges Verhalten,
Bauchschmerzen und Krämpfe,
Bewußtlosigkeit.

● **Nächtliche Hypoglykämien**
Unterzuckerungen in der Nacht werden häufig verschlafen und somit nicht bemerkt. Ein Hinweis können morgendliche Kopfschmerzen, ein naßgeschwitzter Schlafanzug und/oder erhöhte Blutzuckerwerte sein.
Besteht ein Verdacht auf nächtliche Unterzuckerungen, dann sollte nachts, z. B. um zwei oder drei Uhr, der Blutzuckerspiegel überprüft werden.

Frühzeichen einer beginnenden Hypoglykämie beachten

● **Wichtig: Nicht alle Zeichen einer Unterzuckerung treten gleichzeitig auf. Jeder Diabetiker muß die warnenden Vorboten seiner Hypoglykämie kennen und die Frühzeichen seiner »Hypo« beachten.**

7.2 Sofortmaßnahmen bei einer Hypoglykämie

Sofortmaßnahmen bei einer Unterzuckerung lassen sich in verschiedene Phasen unterteilen:

● **1. Phase:** Ist der Diabetiker bei einer leichten oder sich erst entwickelnden Hypoglykämie noch in der Lage, die Symptome seiner Unterzuckerung selbst zu erkennen, muß er **sofort Kohlenhydrate** aufnehmen und wenn möglich auch den Blutzuckerwert messen.
Geeignete Nahrungsmittel und Getränke bei leichter Unterzuckerung:

Bei abfallendem Blutzuckerspiegel schnellresorbierbare Kohlenhydrate aufnehmen

1. **Vorzugsweise Obstsäfte,** z. B. Apfel- oder Orangensaft (in gelöster Form werden Kohlenhydrate vom Körper am schnellsten aufgenommen und sind daher gut geeignet, einen abfallenden Blutzuckerspiegel schnell zu erhöhen),
2. **Obst,** zum Beispiel Bananen, Äpfel oder Obstzubereitungen, z. B. Kompott,
3. **langsam resorbierbare Kohlenhydrate** wie z. B. Knäckebrot, Kekse, Müsliriegel oder Brot (zur Stabilisation des Blutzuckerwertes).

Weniger geeignet ist die Aufnahme von Kohlenhydraten in fettreicher oder ballaststoffreicher Verpackung wie z. B. Vollkornbrot mit eiweiß- und fetthaltigem Belag, weil durch den gleichzeitig vorhandenen Fettanteil die Kohlenhydrate nicht so schnell ins Blut gelangen, folglich der gewünschte Blutzuckeranstieg auch nicht schnell genug erfolgen kann.

● **2. Phase:** Sind bei stärker ausgeprägter Hypoglykämie die Funktionsstörungen als Folge tiefer Blutzuckerwerte so weit fortgeschritten, daß die selbstkritische Erkennung und Beurteilung des eigenen Zustandes nicht mehr bewußt gesteuert werden kann (für Angehörige manchmal erkennbar am »komischen Benehmen«), müssen diese sofort dafür sorgen, daß ein zuckerreiches Getränk, z. B. Obstsaft, Cola, Limonade oder Malzbier, aufgenommen wird.

Ist ein zuckerhaltiges Getränk nicht **sofort** verfügbar, dann **sofort** 10 g Traubenzucker (2 Plättchen) oder 10 g Würfelzucker (3–4 Stück) oder Bonbons aufnehmen.

Not-BE immer griffbereit haben

● **Wichtig: Zuckerhaltige Getränke und Traubenzucker als Not-BE immer griffbereit haben.** Obstsäfte oder andere zuckerhaltige Getränke sind in einer Tetrabrikpackung oder Dose monatelang haltbar, können somit immer verfügbar sein.

● **3. Phase:** Ist der Diabetiker nicht mehr bei vollem Bewußtsein, braucht er schnelle und richtige Hilfe.

7.3 Maßnahmen zur Erste-Hilfe-Leistung

1. Den Bewußtlosen in eine stabile Seitenlage bringen,
2. die Luft- und Atemwege freimachen,
3. ein Stück Traubenzucker (keinen Haushaltszucker) in die Wangentasche legen (bei Bewußtlosigkeit unter keinen Umständen versuchen, Flüssigkeit einzuflößen, da diese über die Luftröhre in die Lunge geraten kann),
4. Glucagonspritze vorbereiten und wie Insulin in das Unterhautfettgewebe oder in den Muskel spritzen (vorausgesetzt Glucagon ist verfügbar und Angehörige, Mitsportler oder Betreuer haben sich vorher mit dessen Handhabung vertraut gemacht. Glucagon bewirkt ein schnelles Freisetzen von gespeichertem Zucker aus der Leber. Dadurch kommt der bewußtlose Diabetiker meistens innerhalb weniger Minuten wieder zu sich und kann schnell Traubenzucker oder ein zuckerreiches Getränk aufnehmen), danach unbedingt noch 1 BE langsam resorbierbare Kohlenhydrate, z. B. Brot, Energie- oder Müsliriegel,
5. einen Arzt benachrichtigen.

Schnelle und richtige Erste Hilfe leisten

Um in solch einem Notfall schnelle und richtige Hilfe leisten zu können, ist es unbedingt notwendig, sich schon vorher mit der Handhabung der Glucagonspritze vertraut zu machen. Erfahrungsgemäß sind häufig selbst nahe Angehörige wie zum Beispiel der Ehepartner zu dieser Ersten-Hilfe-Leistung nicht in der Lage, so daß wertvolle Zeit verstreicht, bis der herbeigerufene Arzt eintrifft.

● Dazu ein Praxistip: Die Firma Novo stellt Glucagonmuster in Form von Übungsampullen zur Verfügung. Mit Hilfe solcher Muster können Angehörige rechtzeitig üben, wie Glucagon im Notfall gespritzt werden muß.

Während meiner Tätigkeit in der Diabetesambulanz des Ferdinand-Sauerbruch-Klinikums in Wuppertal haben wir innerhalb einer Fortbildungsveranstaltung mit Angehörigen einer Selbsthilfegruppe das Spritzen von Glucagon geübt, indem wir mit einer Novo-Übungsspritze Wasser aufgezogen und dieses in eine Apfelsine oder einen Apfel gespritzt haben: eine bewährte Methode, um für den Ernstfall die Hemmschwelle zu nehmen.

7.4   Wie spritzt man Glucagon?

Die neue Packung Glucagon der Firma Novo enthält 1 Fläschchen mit der Glucagon-Trockensubstanz und eine Spritze mit aufgesetzter Nadel, in der sich bereits das Lösungsmittel befindet. Das Glucagonpulver muß mit dem Lösungsmittel aus der Spritze gelöst werden.

Praktisches Vorgehen:
1. Die orangefarbene Sicherheitskappe auf dem Glucagon-Fläschchen entfernen.
2. Die Nadelschutzkappe der Spritze entfernen, und mit der Nadel die Flasche mit dem Glucagonpulver durchstechen.
3. Das Lösungsmittel aus der Spritze in das Fläschchen hineinspritzen.
4. Ohne die Spritze zurückzuziehen, Spritze und Fläschchen wie auf Seite 77 abgebildet festhalten und so lange schütteln, bis sich das Glucagonpulver vollkommen aufgelöst hat.
5. Fertige Glucagonlösung wieder in die Spritze aufziehen und sofort in den Oberschenkel oder in das Gesäß spritzen.

Bei Unterzuckerung zuerst immer schnellwirkende Kohlenhydrate aufnehmen

● **Wichtig:** Nach dem Erwachen **zunächst** schnell wirkende Kohlenhydrate in Form von zuckerhaltigen Getränken wie Saft, Cola, Malzbier oder, falls keine zuckerhaltigen Getränke sofort verfügbar sind, Trauben- oder Würfelzucker zuführen.
Danach: Langsam wirkende Kohlenhydrate in Form von Müsliriegel, Brot oder Fruchtjoghurt, damit der Zucker stabilisiert wird und nicht wieder absinkt.
Um Wiederholungen zu vermeiden, ist es wichtig, die Ursache der Unterzuckerung abzuklären und daraus die richtigen Konsequenzen zu ziehen, um die nächste »Hypo« zu vermeiden.

Ursache der Unterzuckerung abklären

Mögliche Ursachen	Vorbeugende Maßnahmen/Erklärung
zuviel Insulin gespritzt	Insulin-Überdosierung vermeiden
ungewohnte körperliche Anstrengung (mehr Zucker verbraucht)	zusätzlich Kohlenhydrate aufnehmen
reichlicher Alkoholkonsum	zusätzliche langsam resorbierbare Kohlenhydrate
Blutzucker vor Sportbeginn nicht gemessen	vielleicht war der BZ-Wert bei Sportbeginn bereits zu niedrig
Durchfall	verhindert die Nahrungsverwertung im Körper

Zur Vermeidung von Wiederholungen immer Ursache einer Unterzuckerung abklären

Alkohol wird in der Leber abgebaut und kann diese daran hindern, genügend Glukose ans Blut schnell genug nachzuliefern. Eine Unterzuckerung kann sich langsam entwickeln und noch viele Stunden nach dem Alkoholgenuß auftreten.

7.5 So spritzt man Glucagon

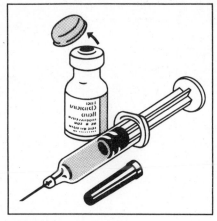

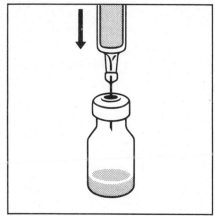

Art der Anwendung
Die Glucagon-Ampullen sind mit einer orangefarbenen Sicherheitskappe aus Plastik versehen. Bevor Sie das Wasser in die Glucagon-Ampulle spritzen, müssen Sie die Sicherheitskappe entfernen.

Zur Herstellung einer gebrauchsfertigen Injektionslösung entfernt man zunächst die Nadelschutzkappe der Glasspritze und durchsticht mit der Nadel die Gummischeibe der Flasche, die das Glucagon-Trockenpulver enthält.
Nun wird das in der Glasspritze enthaltene Lösungsmittel in die Flasche gespritzt.

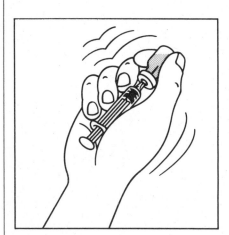

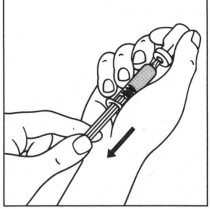

Ohne die Spritze zurückzuziehen wird die Flasche so lange geschüttelt, bis die Glucagon-Trockensubstanz sich vollkommen gelöst hat und eine klare Lösung entstanden ist.

Nun wird die Lösung wieder in die Spritze aufgezogen und sofort subkutan oder intramuskulär in den Oberschenkel oder das Gesäß gespritzt.

8. Schritt
Erfahrungsberichte diabetischer Leistungssportler

Trotz Diabetes zum Olympiasieg

Daß bei entsprechendem Talent und Training sowie stoffwechselgerechtem Verhalten sogar sportliche Höchstleistungen möglich sind, beweisen viele internationale Spitzensportler mit Diabetes.

Ein Beispiel ist Wolfgang Strödter aus Mönchengladbach, 40 Jahre, seit seinem 20. Lebensjahr Diabetiker. Sein HbA_1-Wert liegt um 8 Prozent.

Der Höhepunkt seiner sportlichen Karriere als Hockeynationalstürmer war 1972 der Olympiasieg mit der deutschen Mannschaft in München, die den Finalgegner Pakistan mit 1 : 0 besiegte.

Bei den Olympischen Spielen 1976 in Montreal errang er mit seiner Mannschaft den fünften Platz, die Moskauer Spiele fielen dem Boykott zum Opfer, aber bei Weltmeisterschaften errang er mit seiner Mannschaft noch zweimal Bronze und einen vierten Platz. Insgesamt spielte Wolfgang Strödter 176mal im Nationaltrikot. Seit Beendigung seiner aktiven Sportzeit ist er Bundestrainer der Damen-Hockey-Nationalmannschaft.

Den Diabetes akzeptieren

Wolfgang Strödter, der trotz Diabetes solche Erfolge erringen konnte und noch heute sportlich sehr aktiv ist, scheint seinen Diabetes offensichtlich gut im Griff zu haben.

»Ich empfinde meinen Diabetes nicht als Krankheit. Diabetes ist für mich eine gewisse Belastung, ein Problem: Aber Probleme sind dazu da, gemeistert zu werden«, so seine Worte. Wolfgang Strödter ist sicherlich eine Ausnahmeerscheinung, aber auch ein Beweis dafür, welche Leistungen mit und vor allem trotz Diabetes möglich sein können.

Als Zehnjähriger wurde er Mitglied des Gladbacher Tennis- und Hockeyclubs. Dort erlernte er zunächst beide Sportarten und qualifizierte sich sogar für die Deutschen Jugend-Tennismeisterschaften.

Die größeren Chancen hatte er jedoch im Hockey: Schon mit 16 spielte er im 1. Herrenteam seines Vereins, es folgten die Jugend- und Juniorenauswahl, schließlich erkämpfte er sich einen Platz in der Nationalmannschaft.

Dann kam die Diagnose »Diabetes«, die alle überraschte,

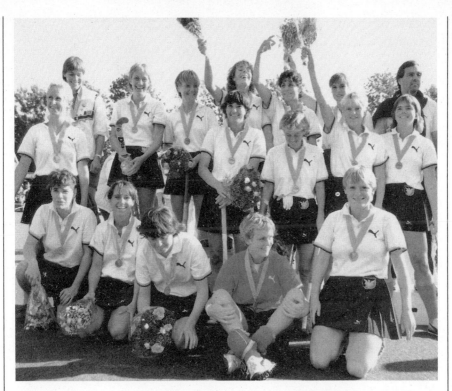

Wolfgang Strödter (rechts) mit der Damen-Nationalmannschaft bei der Siegerehrung nach dem Gewinn der Vize-Weltmeisterschaft.

weil typische Symptome vorher nie aufgetreten waren. Auch die nachfolgenden Untersuchungen ergaben sehr unterschiedliche Ergebnisse, die bald auf das Hockeyspielen zurückgeführt werden konnten.

Hatte Wolfgang Strödter am Vorabend hart trainiert, waren die Blutzuckerwerte wesentlich niedriger als ohne vorheriges Training.

Als schließlich die Blutzuckerwerte konstant erhöht bleiben, wurde unter Leitung des Diabetologen Prof. Karl Jahnke im Wuppertaler Ferdinand-Sauerbruch-Klinikum mit der Insulinbehandlung begonnen. Dazu Wolfgang Strödter: »Ich bekam den Rat, mich entweder an Prof. Jahnke in Wuppertal oder Prof. Mehnert in München zu wenden.«

Die Feineinstellung erfolgte dann zu Hause in seiner gewohnten Umgebung und vor allem mit seinem gewohnten Sport, da durch das intensive Training weniger Insulin benötigt wurde, als ursprünglich vorgesehen war.

Rückblickend dazu Wolfgang Strödter: »Mit Hilfe einer Ernährungsberaterin und meines Hausarztes, der bei mir im gleichen Haus wohnt und für mich jederzeit, auch nachts und sonntags, erreichbar war, lernte ich, mit meinem Diabetes umzugehen. Die Einstellungsphase dauerte etwa eineinhalb Jahre. Damit war auch eine Pause in der Nationalmannschaft verbunden.«

Der damals verantwortliche Trainer traute der ganzen Geschichte nicht so recht; außerdem waren die üblichen Vorurteile da:

»Diabetes, um Gottes willen, bloß keinen Leistungssport!« Zum Glück standen die Wuppertaler Diabetesärzte meinem Sport positiv gegenüber. Mit ihrer Hilfe fand ich eine Reihe von Veröffentlichungen über Boxer, Schwimmer, Leichtathleten und Tennisspieler, die trotz Diabetes Leistungssport betrieben hatten. Denn mein großes Ziel war die Teilnahme an den Olympischen Spielen in München. Und alles hat dann auch so gut geklappt, daß ich mir rechtzeitig vor den Olympischen Spielen in München wieder einen Platz im Olympiakader erkämpft hatte.«

Trotz seiner vielen Aufgaben als Bundestrainer versucht Wolfgang Strödter, noch so viel Sport wie möglich zu treiben. Tennis, Hockey und Jogging braucht er als Ausgleich zum Beruf.

So wie der Sport gehören zu seinem Alltag ebenso Planung und Disziplin sowie eine überlegte Ernährung. Schließlich erfordert der Diabetes ständige Beachtung.

»Durch meinen Diabetes bin ich ein guter Hobbykoch geworden. Mit der Zeit habe ich auch ein gewisses Gefühl bekommen für das, was für meinen Körper gut ist und was nicht.«

In seiner aktiven Zeit richtete er sogar seine Zwischenmahlzeiten nach der Stärke seiner Gegner aus. Beim 1. Workshop »Diabetes und Sport«, der 1986 vom Sporttherapeutenbund in Köln ausgerichtet wurde, schilderte Wolfgang Strödter sehr anschaulich die Anpassung seiner Ernährung an seinen Insulinbedarf.

Leistungsfördernde Kohlenhydrate als Zusatz-BE

Auf meine Frage, wie er seinen sportbedingten zusätzlichen Kohlenhydratbedarf abdeckt, um sich vor anbahnenden Unterzuckerungserscheinungen rechtzeitig und wirksam zu schützen, gab er zur Antwort: »Ich habe immer schnell resorbierbare Kohlenhydrate in Form reiner Fruchtsäfte in den praktischen kleinen 200-ml-Packungen bei mir, ebenso Obst und langsam resorbierbare Kohlenhydrate in Form von Müsli- oder Sportriegeln.

Damit kann ich meinen Blutzuckerspiegel recht gut regulieren, zumal der Gehalt an Kohlenhydraten mir bekannt ist. Auskunft über die Analysen habe ich mir bei den Firmen eingeholt. **Für den Notfall habe ich selbstverständlich immer Traubenzucker bei mir, und zwar in allen Hosentaschen. Traubenzucker nehme ich aber so gut wie nie, deshalb wechsle ich ihn ungefähr jedes halbe Jahr in meinen Taschen aus.«**

Wolfgang Strödter rät allen Mitbetroffenen, ihren Diabetes nicht zu verstecken, sondern zu akzeptieren und auch körperlich aktiv zu sein. Es muß ja nicht gleich Leistungssport sein. Auch warnt er davor, sein Beispiel als das Nonplusultra hinzustellen. Jeder Diabetes ist anders, und jeder muß seine eigenen Erfahrungen sammeln.

● **Sein Rat:** »Das Beste ist eine gute Zusammenarbeit mit

einem diabeteserfahrenen Hausarzt und einer erfahrenen Ernährungsberaterin, damit Insulin und Ernährung entsprechend den sportlichen Anforderungen bedarfsgerecht angepaßt werden können.«

● **Anmerkung:** Wolfgang Strödter spritzt ein Verzögerungsinsulin und gleicht seinen sportbedingten reduzierten Insulinbedarf in der Regel durch zusätzliche Aufnahme von Kohlenhydraten aus. Seine Schilderung zeigt anschaulich, daß diese Anpassung an die Ernährung auch ohne Traubenzucker möglich ist. Viele diabetische Sportler decken ihren zusätzlichen Kohlenhydratbedarf ausschließlich durch Aufnahme von Traubenzucker, Mars, Schokolade, Cola-Getränke oder Malzbier. Zugegeben: Es gibt auch Ärzte und Ernährungsberaterinnen, die diabetischen Sportlern ausschließlich diese Kohlenhydratträger für ihren sportbedingten Mehrbedarf empfehlen.

Anforderung an eine sportgerechte Ernährung

● Für leistungsorientierte Sportler muß die zusätzliche Nahrungsaufnahme weitere Kriterien erfüllen, als nur einen abfallenden Blutzuckerwert »in Schach« zu halten. Eine sportgerechte Ernährung muß den Mehrbedarf an leistungsspezifischen Nahrungsbestandteilen berücksichtigen, insbesondere an Magnesium, Kalium, B-Vitaminen und Eiweiß. Die ausschließliche Empfehlung von Traubenzucker, Mars, Schokolade und zuckerreichen Getränken wie Cola oder Malzbier als zusätzliche Kohlenhydrataufnahme trägt weder den Anforderungen einer leistungsfördernden Sporternährung noch der Vermittlung eines sinnvollen Ernährungsverhaltens Rechnung.

Vom Allroundsportler bis zum extremen Ultralangstreckensportler

Nicht einfach ist die richtige Anpassung von Insulin und Ernährung bei der Ausübung verschiedener Sportarten mit unterschiedlicher Dauer und Intensität.
Uwe Kersting, ein 23jähriger Sportstudent aus Münster, ist seit seinem zehnten Lebensjahr Diabetiker. Sein HbA_1-Wert liegt zwischen 7,5 und 8,1%.
Er betreibt seit seiner Kindheit verschiedene Sportarten mit mittlerer bis hoher Intensität: Schwimmen, Tischtennis, Volleyball, Turnen, Jogging und Radtouren bis hin zu extremen Ausdauerbelastungen wie die Teilnahme an einem Triathlon und einer 24-Stunden-Schwimmstaffel.
»Zu Beginn meiner diabetischen Sportkarriere erfolgte die Einstellung nur durch regelmäßige Harnzucker- und gelegentliche Blutzucker-Tagesprofile. In den ersten Jahren hielt ich mich auch konsequent an meinen starren Diät- und Spritzplan und glich meinen sportbedingten zusätzlichen Kohlenhydratbedarf

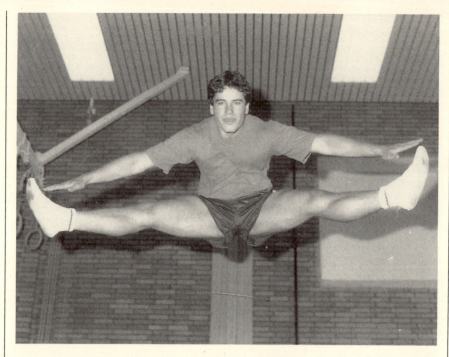
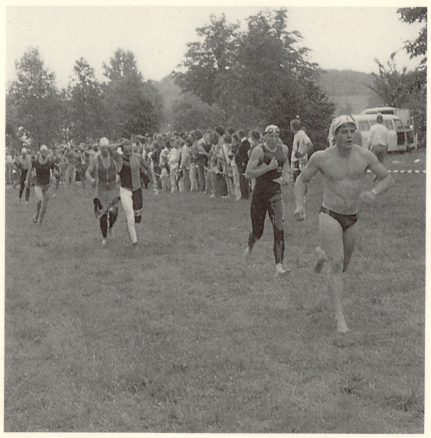

Uwe Kersting bei der Trampolin-Ausbildung während seines Sportstudiums

Uwe Kersting (Badehose) beim 4. Münster Triathlon

nur durch zusätzliches Essen aus. Als ich mit 17 Jahren an einer 24-Stunden-Schwimmstaffel teilnahm, in deren Verlauf ich 9 × 500 m Flossenschwimmen absolvierte, ohne meine Insulindosis zu reduzieren, war die Folge eine Hypoglykämie mit Bewußtseinsverlust.

Erst ab meinem 19. Lebensjahr erfolgte dann eine bessere Stoffwechselkontrolle durch Blutzuckerselbstbestimmung in Verbindung mit einer intensivierten Insulintherapie, zuletzt mit Hilfe eines Insulinpens nach dem Basis-Bolus-Konzept. Von allen Sportarten, die ich ausübte, konnte ich Turnen und Tischtennis von der Belastung her am schwierigsten einschätzen. Am leichtesten waren Ausdauerbelastungen einschätzbar, obwohl der erste Triathlon mir auch Probleme machte, die ich durch Erfahrung hätte ausgleichen können (während des zweieinhalbstündigen Wettkampfes war mein Blutzuckerspiegel viel zu hoch).

Bei Radtouren durch die Alpen mit einer täglichen Fahrzeit von 5 bis 7 Stunden habe ich die Insulindosis um ⅓ bis zur Hälfte reduziert und zusätzlich Kohlenhydrate in Form von Obstsäften, Müsliriegeln, Obst und Brot aufgenommen.

● **Anmerkung:** Vorbeugende Maßnahmen zur Verminderung des Risikos sich anbahnender und sportbedingter Unterzuckerungen sind in dem Kapitel »Welche vorbeugenden Maßnahmen müssen insulinpflichtige Sportler erfüllen?« beschrieben.

In 12 Tagen 1600 km mit dem Fahrrad

Daß es einem Diabetiker möglich ist, in die »Welt« der Tourenradfahrer vorzustoßen, bewies Jochen Kleinschnittger aus Bonn, 20 Jahre alt. Diabetiker seit seinem 16. Lebensjahr, Insulinbehandlung nach dem Basis-Bolus-Prinzip mit einem Insulinpen, HbA_1c-Wert um 6%.

Er unternahm eine Radtour von Köln durch die Alpen nach Burgund und legte dabei eine Strecke von 1600 km in 12 Tagen zurück.

Über die möglichen Auswirkungen einer langen Radtour auf seinen Insulinbedarf war er vorher nicht vertraut, denn seine Vorbereitungen für diese Tour bestanden im wesentlichen nur aus kleineren Radtouren von durchschnittlich einstündiger Dauer.

● **Hier seine Erfahrungen:**

»Erste Erkenntnisse über den Einfluß von Sport auf meinen Körper erhielt ich bei der Vorbereitung. Bei einer einstündigen Fahrzeit wurden 4 BE [= Berechnungseinheit für Kohlenhydrate, siehe Kapitel Ernährung] ohne Probleme abgebaut. Dies führte zu der Überlegung, während der Radtour die Bolusinsulingaben völlig wegzulassen. Da ich mindestens viermal am Tag meine Blutzuckerwerte kontrollierte und auch Hypoglykämien frühzeitig erkannte, gab mir das genug Sicherheit, allein zu fahren.

Mitgenommen habe ich ›riesige Mengen‹ Insulin, die ich in einer kleinen Styroporbox transportierte, 200 Teststreifen, 2 Glucagonspritzen, Würfel- und Traubenzucker. Eine Waage und eine Nährwerttabelle packte ich auch ein, benutzte jedoch beides nicht. Inklusive Zelt und Schlafsack kamen 18 kg Gepäck zusammen.

Das Weglassen der Bolusinsulingaben erwies sich in den ersten Tagen als genau richtig. Bei einer Strecke von 100 km am Tag mußte ich etwa alle zwei Stunden etwas essen. Zunächst hielt ich meine normale BE-Verteilung (4-2-4-2-4-2 = 18 BE) bei, obwohl ich feststellte, daß ich auch eine BE mehr essen konnte.

Sport reduziert den Bedarf an Insulin

Am 3. Tag, ich war schon kurz vor Straßburg, blieben die Blutzuckerwerte sehr niedrig. Daraufhin verringerte ich meine Basalrate von 10 auf 7 Einheiten. Nach 6 Tagen mußte ich meinen ersten Würfel- und Traubenzucker nehmen und die BE-Gesamtmenge erhöhen. Der Blutzucker blieb trotzdem niedrig. Eine weitere leichte Reduzierung der Basalrate brachte auch keine Änderung.

Nach Überfahren des Gotthardpasses entschloß ich mich, auf jegliches Insulin zu verzichten, um nicht noch mehr essen zu müssen. Das war ein großer Fehler, wie sich nachher herausstellte.

Am nächsten Tag habe ich leider keine Pause eingelegt, sondern bin den 3. Paß innerhalb von 3 Tagen angegangen. Ein Fehler! Ich kämpfte 5 Stunden, um die 40–50 km bis zur Paßhöhe des Simplonpasses zu überwinden. Der Blutzuckerspiegel ging in den Keller, weder Zucker noch Traubenzucker schafften Abhilfe. Ich war ziemlich fahrlässig, keine längere Pause zu machen, um meine Blutzuckerwerte wieder in den Griff zu bekommen. ›Falscher‹ Ehrgeiz und die Angst vor einem Gewitter trieben mich weiter. Erst am nächsten Tag legte ich die wohlverdienten Ruhepausen ein. Besonders in den folgenden letzten Tagen überfiel mich ein Heißhunger.

Die letzten 400 km in 3 Tagen waren eine einzige Strapaze. Ich fühlte mich völlig ausgezehrt, obwohl ich sehr viel gegessen habe.

Drei Tage nach dieser Radtour begann ich wieder eine Basalrate von 4 Einheiten zu spritzen. Nach zwei weiteren Tagen veranlaßte mich ein Blutzuckerwert von 260 mg/dl, die alten Bolus-Insulingaben wieder zuzuführen und als nächstes die Basalrate auf die ursprünglichen 13 Einheiten zu erhöhen. Sehr erstaunt war ich, als diese Menge nicht ausreichte. Zwei Wochen lang mußte ich meine Basalrate sogar auf 13 Einheiten erhöhen. **Mein behandelnder Arzt lieferte mir die Erklärung. Es war ein großer Fehler, das Insulin völlig wegzu-**

Ankunft in Bremen, nach einer drei Tage dauernden Radtour von Bonn aus. Sommer 1987

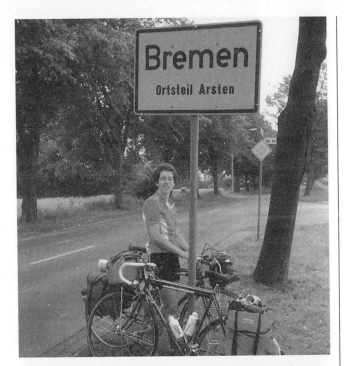

Glückliche Ankunft in Taizé. Ein großer Sonnenbrand mußte durch das Handtuch abgedeckt werden.

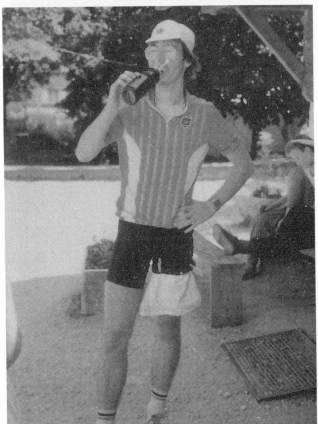

lassen, da zur Aufrechterhaltung des Stoffwechsels selbst bei extremen sportlichen Belastungen immer eine kleine Insulinmenge benötigt wird.«

Zu seiner Ernährung während dieser Radtour stellte Jochen Kleinschnittger fest:

»In Deutschland und auch in der Schweiz hatte ich mit meiner Ernährung keine Probleme. Fast überall konnte ich Fertiggerichte mit Kohlenhydratangaben kaufen. Finster sah es in Italien und Frankreich aus. In Italien habe ich Pizza gegessen, obwohl darin sehr viel Mehl und evtl. Zucker enthalten ist. In Frankreich war Baguette der Renner. Obst und Gemüse sind sehr teuer, aber bei den großen Anstrengungen einer solchen Radtour sehr wichtig. Ebenso wichtig ist es, genug zu trinken; 2 bis 3 Liter pro Tag waren bei mir der Durchschnitt. Sehr empfehlen kann ich Mahlzeiten, bei denen *schnell und langsam wirkende Kohlenhydrate* kombiniert werden, z. B. Obst mit Brot und Joghurt. **Traubenzucker kann ich nicht empfehlen. Er putscht nur kurzfristig auf, später wird man dafür um so müder. Ich werde Traubenzucker nur noch in einer akuten Notlage essen.«**

Schnell und langsam wirkende Kohlenhydrate kombinieren

Rückblickend stellt Jochen Kleinschnittger fest:

»Ich bin stolz, daß ich 1600 km in 12 Tagen geschafft habe, stolz, daß ich als Diabetiker fast keine Probleme hatte, was ich auf meine konsequent durchgeführten Blutzuckerbestimmungen zurückführe.

Meiner Meinung nach kann jeder Diabetiker Radtouren machen, wenn er bereit ist, sich vor und während der Tour genau zu beobachten und mehrmals täglich seinen Blutzuckerspiegel zu messen, um so eine sich anbahnende Entgleisung frühzeitig zu erkennen und zu verhindern. Ich plane für den Sommer 1988 schon meine nächste Tour.

Dann werde ich ausprobieren, wie mein Körper reagiert, wenn ich meine Insulindosis weniger stark reduziere, sondern dafür mehr Kohlenhydrate aufnehme. Damit hoffe ich zu verhindern, wieder völlig ausgezehrt aus dem Urlaub zurückzukommen.«

Insulin niemals völlig weglassen

● **Anmerkung:** Insulin darf niemals völlig weggelassen werden, denn ohne Insulin kann Glukose nicht in die Muskelzelle gelangen.

Bei extremen Ausdauerleistungen, die mit mehr oder weniger hohen Schweißverlusten einhergehen, ist die zusätzliche Kohlenhydrataufnahme besonders in Form von Getränken empfehlenswert. Durch geeignete Getränke können gleichzeitig die durch Schwitzen entstandenen Defizite an Wasser und Elektrolyte ausgeglichen werden.

Geeignete Kohlenhydratkonzentrate für einen **zusätzlichen hohen Kohlenhydratbedarf** sind in dem Beitrag »Welche Anforderungen sind an die zusätzliche Kohlenhydrataufnahme zu stellen?« aufgeführt.

Bodybuilding für Diabetiker

Im Zuge der Sport- und Fitneßwelle hat die Sportart Bodybuilding vor allem bei jungen Menschen großes Interesse gewonnen.
Besonders Frauen wenden sich dieser Sportart verstärkt zu.

Fitneß-Bodybuilding ist eine wichtige Sportangebotsform für den Breiten- und Freizeitsport

● Viele Sportler betreiben Bodybuilding jedoch nur als Grundlage für andere Sportarten und nicht als Wettkampf-Bodybuilding. Im Verhältnis zu den vielen Sportlern, die regelmäßig in einem Fitneßstudio trainieren, ist das Interesse am Wettkampf-Bodybuilding sehr gering. Da viele Studios bereits am frühen Morgen und noch am späten Abend die Möglichkeit zum Sporttreiben anbieten, kommen sie damit den Wünschen vieler Menschen sehr entgegen.
Fitneß-Bodybuilding stellt somit für den Bereich des Breiten- und Freizeitsports eine wichtige Sportangebotsform dar.

● Im Wettkampf-Bodybuilding werden drei Phasen unterschieden:
1. **Die sogenannte Aufbauphase** mit dem Ziel, ein Maximum an Muskelmasse aufzubauen.
2. **Die Vorbereitungsphase** mit dem Ziel, die antrainierte Muskelmasse zu erhalten, ein Maximum an Muskulosität und optimaler »Definition« zu erreichen sowie überflüssiges Fettgewebe zu reduzieren.
3. **Die Wettkampfphase** mit dem Ziel, nach vorangegangener Diät und Aufladen der Kohlenhydratspeicher ein Maximum an Muskulosität über mehrere Stunden zu erreichen.

Für einen diabetischen Sportler ist es sicherlich nicht einfach, während der einzelnen Phasen mit den unterschiedlichen Anforderungen immer akzeptable Blutzuckerwerte zu erreichen.
Daß diabetische Sportler trotzdem auch in dieser Sportart erfolgreich sein können, zeigt das Beispiel des 31jährigen Tim Belknap, der 1981 den Titel »Mr. Amerika« und 1985 den Titel »Mr. Universum« errang (der Titel »Mr. Universum« soll einem Weltmeistertitel vergleichbar sein).

● Stellvertretend für viele diabetische Sportler, die Bodybuilding betreiben, hier die Erfahrung des 28jährigen Bernd B. aus Wörth, Diabetiker seit seinem 9. Lebensjahr:
»Obwohl mir immer gesagt wurde, Bodybuilding sei für Diabetiker nicht geeignet, übe ich diesen Sport seit vier Jahren mit Erfolg aus.
Ein begeisterter Sportler war ich schon immer, zumindest bis zu meinem 18. Lebensjahr. Zunächst spielte ich Fußball, mit 14 Jahren kam Tischtennis hinzu. In beiden Sportarten war ich

erfolgreich. Mit 18 Jahren hörte ich mit dem Sport auf. Ich hatte plötzlich andere Interessen, die meinem Diabetes nicht gerade förderlich waren, daher auch die Folgeschäden, wie Netzhautblutungen und Nervenentzündungen in den Beinen. Mit 23 Jahren probierte ich es mit Karate, doch reichte es nur bis zum orangenen Gürtel, weil ich wegen Beschwerden in den Beinen als Folge der Nervenentzündung diese Sportart beenden mußte.

Mit 24 Jahren kam eine Wende in meinem Leben. Ich hörte das Rauchen auf und begann wieder mit dem Sport, zunächst mit Waldläufen, die mir anfangs sehr schwerfielen. Nachdem es nach einigen Wochen besser ging, zwangen mich Beschwerden in den Kniegelenken zum Aufhören. Um irgend etwas zu tun, kaufte ich mir schließlich eine Grundausstattung für Bodybuilding und trainiere seitdem an vier bis fünf Tagen in der Woche jeweils 1½ Stunden.

Selbstverwirklichung durch sportliche Erfolge

Obwohl ich noch immer ab und zu Beschwerden in den Beinen habe, fühle ich mich insgesamt viel wohler, bin selbstsicherer und gewinne immer mehr Freude an diesem Sport. Bodybuilding ist inzwischen nicht nur notwendiger Ausgleich zu meinem Beruf; es ist ein Teil meines Lebens geworden.

Unsicher bin ich nur noch in der Regulierung meines Blutzuckers.

Bei zu niedrigen Blutzuckerwerten trinke ich einen halben Liter Milch und esse ein paar Scheiben Knäckebrot mit Wurst oder Käse.

Bei zu hohen Werten, also über 200 mg/dl, spritze ich eine kleine Dosis Insulin und messe erneut nach etwa einer Stunde. Tagsüber schwankende Blutzuckerwerte haben eine so starke Wirkung auf meine sportliche Leistungsfähigkeit, daß ich mich abends beim Training schlapp und lustlos fühle, selbst wenn zum Zeitpunkt des Trainings mein Zuckerspiegel normal ist. Am wohlsten und am leistungsfähigsten fühle ich mich bei Werten um 150 mg/dl.«

● **Anmerkung:** Für die reduzierte sportliche Leistungsfähigkeit nach erhöhten Blutzuckerwerten gibt es mehrere Erklärungen: **Folge erhöhter Blutzuckerwerte sind Urinzuckerausscheidungen, die immer mit zusätzlichen Wasser- und Elektrolytverlusten einhergehen.** Mit dem Urin wird nicht nur der Zucker ausgeschwemmt, sondern auch Mineralstoffe. Bei erhöhten Blutzuckerwerten kann sich außerdem die Herzleistung reduzieren, u. a. geht das Herzminutenvolumen zurück. Was die Ernährungsgewohnheiten bei niedrigen Blutzuckerwerten betrifft: **Vollkornbrot und Milch sind wichtige Grundnahrungsmittel in einer leistungsfördernden Ernährung. Bei einer sich anbahnenden Unterzuckerung ist die Aufnahme von Vollkornbrot und Milch jedoch weniger geeignet, weil die Kohlenhydrate aufgrund ihrer »Verpackung« nicht schnell genug resorbiert werden.** Um den Blutzuckerwert schnell zu erhöhen, ist die Aufnahme von Obst, z. B. einer Banane oder Obstsaft geeigneter, weil die Kohlenhydrate schneller resorbiert werden, folglich der Blutzuckerspiegel auch schneller ansteigt. Zur anschließenden Stabilisation des Blutzuckerwertes eignet sich Knäckebrot und Milch hervorragend.

Auch Manfred Kotzian aus Gladbeck, 32 Jahre, Diabetiker seit seinem 4. Lebensjahr, betreibt seit einigen Jahren Bodybuilding.
Seine Erfahrungen:
»In den ersten vier Monaten habe ich vier Kilogramm an Muskelmasse zugenommen, danach nahm ich nur noch ganz langsam zu. Nach zweijährigem Training wiege ich 67,5 kg (bei Trainingsbeginn 60 kg) bei einer Körperlänge von 166 cm. Meine Trainingskameraden sagen: ›So hart wie du trainierst, müßtest du viel mehr Masse zulegen.‹
An nahrungsergänzenden Präparaten nehme ich zusätzlich Multivitamine, Vitamin E, Vitamin-B-Komplex und etwa 50–60 g eines 90%igen Eiweißkonzentrats (früher nahm ich mehr Eiweiß, was jedoch nur zum Fettansatz am Bauch führte). Ich trainiere immer nur abends von 16 bis 18 Uhr. Meine morgendliche Insulindosis (Kombinationsinsulin mit einem 25%igen Anteil an Normalinsulin) habe ich seit Aufnahme meines täglichen Trainings um etwa 25% erhöht, da ich jetzt wesentlich mehr Kohlenhydrate esse. Hingegen mußte ich meine abendliche Insulindosis um fast 50% reduzieren, weil ich regelmäßig gegen 21 Uhr unterzuckerte.«

Sportgerechte Anpassung von Insulin und Ernährung

● **Anmerkung:** Auf Kraft trainierende Sportler müssen den Eiweißanteil in ihrer Ernährung erhöhen, weil ein meßbarer Kraftzuwachs trotz intensiven Trainings erst bei einer bestimmten Eiweißzufuhr erreicht wird. Noch nicht geklärt ist die Frage, wie hoch der Eiweißüberschuß sinnvollerweise sein sollte, um einen bestmöglichen Kraftzuwachs ohne gesundheitlichen Schaden zu erzielen.
Mit Eiweißkonzentraten läßt sich zumindest am einfachsten eine hohe Eiweißzufuhr kurz vor oder kurz nach dem Training realisieren. Allerdings hängt die Qualität eines Eiweißkonzentrates nicht von dessen prozentualem Eiweißanteil ab.
Denn: Eine erhöhte Eiweißzufuhr muß gleichzeitig den erhöhten Bedarf an bestimmten Aminosäuren, an Magnesium und Kalium, an Vitamin B_6 und an essentiellen Fettsäuren sicherstellen. Zur Regulierung des Blutzuckerspiegels ist es notwendig, die Eiweißzufuhr vor und nach dem Training mit Kohlenhydraten zu kombinieren.

Vom Gelegenheitssportler zum deutschen Spitzenläufer

Ferdi Nehls aus Wuppertal, 18 Jahre alt, Diabetiker seit seinem 14. Lebensjahr, ist seit Jahren ein erfolgreicher Leichtathlet. Sein HbA_1c-Wert liegt um 6 bis 6,5%.

Als Leichtathlet beim PSV Wuppertal hatte er sich innerhalb der leichtathletischen Disziplinen auf den Mittelstreckenlauf spezialisiert und gerade die ersten Erfolge verbucht, als bei ihm die Diagnose »Diabetes« gestellt wurde. Mit dieser Diagnose schien zunächst seine Sportkarriere beendet.

Rückwirkend dazu Ferdi Nehls: »Die Enttäuschung war für mich zuerst sehr groß. Die Ärzte äußerten sich damals sehr negativ und rieten mir von einer Fortsetzung meines Wettkampfsports ab. Ich versuchte mich schon damit abzufinden. Als ich während meiner Einstellung im Krankenhaus an den Bewegungsmaßnahmen teilnahm, schöpfte ich jedoch Hoffnung. Noch während meines stationären Aufenthaltes machte ich zum Erstaunen der Schwestern schnelle Tempoläufe um das Krankenhaus.

Bereits drei Wochen nach der Entlassung fuhr ich mit meiner Trainingsgruppe in ein Trainingslager zur Nordsee. Das war ein gewagtes Unternehmen, verfügte ich doch über keinerlei Erfahrung, wie sich ein intensives und umfangreiches Training auf meinen Stoffwechsel auswirken würde. Wider Erwarten verkraftete ich das harte Training so gut, daß ich mein Selbstvertrauen wiedergewann. Die ständigen Blutzuckerkontrollen halfen mir, die Auswirkung meines Trainings auf meinen Stoffwechsel richtig einzuschätzen. Bei täglich zwei Trainingseinheiten war anfangs der Aufwand mit dem ständigen Messen vor und nach jedem Training sehr groß.

Aber ich hatte ein sportliches Ziel, und ich war fest überzeugt, trotz Diabetes, Leistungssport ohne Einbuße meines Leistungsvermögens treiben zu können. Noch im gleichen Jahr gelang es mir, meine Zeit über 800 m zu verbessern. Dann steigerte ich kontinuierlich mein Training. Ein Jahr später belegte ich mit meinen beiden Staffelkameraden den 5. Platz bei den Deutschen Jugendstaffel-Meisterschaften über 3 × 1000 m.

Der große Durchbruch gelang mir 1987. Bei täglichem Training wurde ich Jugendhallen-Nordrheinmeister und erreichte einen vierten und fünften Platz bei den deutschen Jugendmeisterschaften in der Halle und im Freien.«

Ferdi Nehls ist mit einem Verzögerungsinsulin eingestellt, dessen Wirkung am Abend ausläuft. Durch diese auslaufende Insulinwirkung sowie einer zusätzlichen Kohlenhydrataufnahme von 3 bis 4 BE hatte er bisher keine Probleme mit sportbedingten Hypoglykämien. Sein tägliches Training findet immer am Abend statt.

Häufige Blutzuckerkontrollen sind bei ungewohnter sportlicher Betätigung notwendig

Ferdi Nehls beim Crosslauf

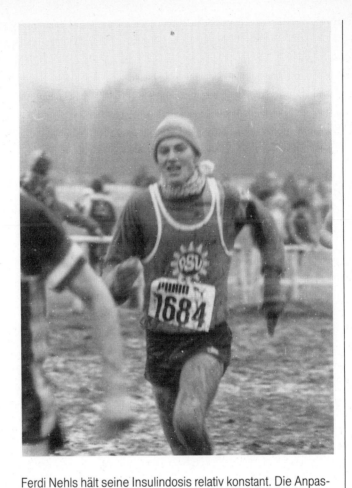

Erhöhung der Kohlenhydratspeicher durch Training und gezielte Kohlenhydrataufnahme

Ferdi Nehls hält seine Insulindosis relativ konstant. Die Anpassung erfolgt meist über eine Erhöhung der Kohlenhydrataufnahme. Diese liegt durchschnittlich bei 30 BE am Tag. Nur bei täglich zweimaligem Training reduziert er seine Insulindosis. Dazu Ferdi Nehls: »Auch nach dem Training kontrolliere ich immer meinen Blutzuckerwert. Die Erhöhung der Kohlenhydrataufnahme erfolgt in Abhängigkeit von meinen Meßwerten. Durch Einnahme von hochdosierten Kohlenhydratkonzentraten versuche ich, meinen Kohlenhydratspeicher gezielt zu erhöhen. Ich verspreche mir davon Vorteile für den Endspurt beim Langstreckenlauf. Um unerwünschte Blutzuckeranstiege durch die hohe Kohlenhydratzufuhr zu vermeiden, führe ich häufige Blutzuckerselbstkontrollen durch. Dabei machte ich die Erfahrung, daß erhöhte Blutzuckerwerte zwischen 180 und 250 mg/dl sich negativ auf meine sportliche Leistungsfähigkeit auswirken, selbst dann, wenn die Blutzuckerwerte nur einige Stunden erhöht waren.« (Erklärung siehe Anmerkung auf Seite 88.)

● **Anmerkung:** Besonders **nach** einem intensiven Training am Abend sind Blutzuckermessungen sehr wichtig. Der blutzuckersenkende Effekt eines intensiven Trainings dauert **nach dem Training** an. Der Muskel steigert die Glukoseaufnahme, um die Glykogenspeicher wieder aufzufüllen, die durch das Training entleert worden sind.

Anmerkung zur gezielten Erhöhung der Glykogenspeicher: Eine kohlenhydratreiche Ernährung kann den Glykogengehalt im Muskel erhöhen. Mit Hilfe der Muskelbiopsie kann man den Glykogengehalt im Muskel bestimmen. Den Zusammenhang zwischen sportlicher Ausdauerleistungsfähigkeit und Höhe der Glykogenspeicher haben zahlreiche Untersuchungen belegt. Wesentlich höhere Glykogenwerte werden erreicht, wenn die Glykogenspeicher vor einer kohlenhydratreichen Ernährung durch intensives Training entleert werden. Diese »überschießende« Glykogenanreicherung wird **Superkompensation** bezeichnet.

Maßnahmen zur Erhöhung der Glykogenspeicher

● In der Ernährungspraxis gibt es zwei verschiedene Maßnahmen, die Glykogenspeicher aufzuladen:
1. **Die sogenannte Saltindität:** Nach Entleeren der Glykogenspeicher durch hartes Training wird eine kohlenhydratarme Ernährung vor der kohlenhydratreichen Ernährungsphase zwischengeschaltet.
2. **Nur die kohlenhydratreiche Ernährungsphase:** Nach der Entleerung der Glykogenspeicher durch ein spezielles Training erfolgt unmittelbar die kohlenhydratreiche Ernährungsphase bis zum Wettkampf.

Die von diabetischen Sportlern gestellte Frage, ob eine Glykogenspeicherung durch Superkompensation bei Diabetikern im gleichen Umfang wie bei Stoffwechselgesunden möglich ist, erläutert Prof. Dietmar Sailer, Leiter der Abteilung »Stoffwechsel und Ernährung« an der Universitätsklinik Erlangen folgendermaßen:

»Diese Frage muß mit einem eindeutigen **Nein** beantwortet werden. Dem Diabetiker ist es nicht möglich, seine Ernährung bezüglich der Kohlenhydratzufuhr zu modifizieren. Zwar verabreichen wir heute in der Diabetes-Ernährung, insbesondere beim Sportaktiven, eine kohlenhydratreiche Ernährung, das Zwischenschalten der kohlenhydratarmen Ernährung bei der extremen Form der Superkompensation muß dem Diabetiker abgeraten werden. Was die sportliche Leistungsfähigkeit betrifft: Für akute sportliche Aktivitäten wird in aller Regel ein Typ I-Diabetiker nicht so gerüstet sein, wie dies ein Nichtdiabetiker durch entsprechende Ernährungs- und Trainingsmaßnahmen sein kann. Das Bild wandelt sich jedoch beim Ausdauertraining. Ein Diabetiker ist, da er relativ früh auf die Verbrennung von freien Fettsäuren umschaltet, bezüglich der Ausdauerleistung sicherlich einem Nichtdiabetiker gleichwertig; er hat vielleicht sogar einige metabolische Vorteile.«

Zur zusätzlichen Kohlenhydrataufnahme geeignete Lebensmittel auswählen

● Eine kohlenhydratreiche Ernährung sollte natürlich nicht erst vor dem Wettkampf erfolgen, sondern vor allem auch im Trainingsalltag. Intensive, vor allem täglich wiederholte Trainingseinheiten können ohne Leistungseinbuße nur bei einer optimalen Kohlenhydratversorgung durchgeführt werden. Die zusätzliche Kohlenhydrataufnahme kann durch Getreideerzeugnisse wie Müsli, Brot, Energie- und Müsliriegel, Obst und natürlich durch geeignete sportgerechte Getränke erfolgen. Dadurch kann gleichzeitig der Durst gelöscht und der Wasser- und Mineralhaushalt ausgeglichen werden.

9. Schritt
Diabetesgerechte Ernährung bei Leistungssport

9.1 Was kann ich tun, um während des Sports nicht zu unterzuckern? Und was kann ich tun, um nach dem Sport nicht zu unterzuckern?

9.2 Anforderungen an eine sportgerechte Diabetesernährung

Andrew Draheim aus München, 24 Jahre alt, ist Diabetiker seit seinem 12. Lebensjahr. Sein HbA_1c-Wert liegt um 6,5 bis 7%. Andrew Draheim betreibt seit vielen Jahren Leistungssport und hat sich besonders mit den Anforderungen einer diabetes- wie auch sportgerechten Ernährung auseinandergesetzt.
Seine Erfahrungen:
»Mit diversen verletzungsbedingten Unterbrechungen betreibe ich seit 10 Jahren Kampfkunst. Neben anderen Sportarten wie z. B. Dauerlauf, Wochenendsquash, Basketball, pflege ich den Frisbee-(Wurfscheiben-)Sport als Wettkampf- und Turniersport. Eine Sportart, die zwar relativ unbekannt ist, aber ebenfalls sportliche Höchstleistungen fordert.

● **Meine Ziele als Sportler und Diabetiker sind:**
1. Persönliche Höchstleistungen,
2. stoffwechselgerechte Anpassung meiner Ernährung an die sportbedingten Anforderungen,
3. Erreichen einer guten Diabeteseinstellung.«

Den unterschiedlichen Anforderungen einer leistungsfördernden Ernährung vor, während und nach Training und Wettkampf gerecht zu werden, ist schon für den stoffwechselgesunden Sportler nicht einfach.

Probleme einer praktischen Umsetzung von theoretischen Empfehlungen

Zu den Problemen einer praktischen Umsetzung theoretischer Ernährungsempfehlungen in leistungsfördernde diabetesgerechte Mahlzeiten nimmt Andrew Draheim Stellung:
»Als Diabetiker habe ich einen Diätplan mit X BE und X Kalorien pro Tag. Ein Sportler im Aufbautraining braucht aber bis 5000 Kalorien und mehr pro Tag. Wie läßt sich das realisieren? Wenn ich ein herkömmliches Verzögerungsinsulin spritze, muß

ich alle eineinhalb bis zwei Stunden essen, um nicht zu unterzuckern. Das ist aber genau die Zeitspanne, die höchstens zwischen letzter Mahlzeit und Sportbeginn liegen sollte, damit die Verdauungsorgane nicht belastet werden.

9.1 Was kann ich tun, um während des Sports nicht zu unterzuckern? Und was kann ich tun, um nach dem Sport nicht zu unterzuckern?

»Seit Umstellung meiner Insulinbehandlung nach dem Basis-Bolus-Prinzip unter Verwendung eines Insulinpens macht mir die Anpassung meiner Ernährung weniger Probleme. Am Vorabend eines Trainingstages reduziere ich mein Basalinsulin. Am Trainingstag selbst erhöhe ich meine Nahrungszufuhr und mit Ausnahme der letzten Injektion vor und nach dem Sport auch geringfügig meine Bolus-Injektionen.

Etwa 15 Minuten vor Sportbeginn nehme ich noch 1 bis 2 BE in leicht verdaulicher Form zu mir. Dabei haben sich sogenannte Energiedrinks als sehr nützlich und gut erwiesen, da sie Kohlenhydrate in konzentrierter und leicht verdaulicher Form enthalten. (Erklärung für Energiedrinks siehe Beitrag ›Welche Anforderungen sind an die zusätzliche Kohlenhydrataufnahme zu stellen?‹ Seite 61.) Dauert die sportliche Betätigung länger als 45 Minuten, nehme ich auch während des Sports solche Energiedrinks zu mir. Damit kann ich meinen Blutzuckerspiegel relativ konstant halten.

Vorteile sogenannter Energiedrinks für den zusätzlichen Kohlenhydratbedarf

Ein erfreulicher Nebeneffekt dieser Sportdrinks: Gleichzeitig wird der Muskel schnell mit Nährstoffen versorgt und dadurch sportbedingten Verletzungen, z. B. Muskelzerrungen, vorgebeugt. Als vorbeugende Maßnahme gegen Unterzuckerungen, die noch Stunden nach dem Sport auftreten können, haben sich bei mir sogenannte Power-Backs als nützlich und gut erwiesen. Ein solcher Drink von 1 bis 2 BE zusätzlich zu den Mahlzeiten enthält außer Kohlenhydraten noch Eiweiß, Vitamine und Mineralien in konzentrierter Form, die den Muskel schnell mit Nährstoffen versorgen und somit gleichzeitig die Regeneration fördern.«

Andrew Draheim rät allen sporttreibenden Diabetikern dringend von der verbreiteten Methode ab, den Blutzuckerwert vor dem Sport in die Höhe zu treiben, um dadurch Unterzuckerungen zu vermeiden.

Wörtlich: »Ein solches Vorgehen ist unverantwortlich und erhöht nicht nur die Stoffwechselbelastung, sondern auch die Unfallgefahr.« (Siehe auch Anmerkung auf Seite 88.)

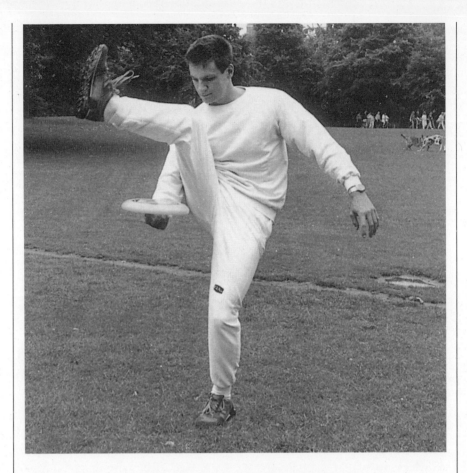

Anmerkung zu Nahrungsergänzungspräparaten:
Zur Ergänzung einer sportartspezifischen Ernährung haben Nahrungsergänzungspräparate einen festen Platz in der Sporternährung.
Grob vereinfacht läßt sich die Vielzahl der Präparate in folgende Gruppen unterteilen:
Eiweißkonzentrate
Kohlenhydratkonzentrate (Energiedrinks)
Mineral- oder Elektrolytgetränke
Bilanzierte Nährstoffdrinks, z. B. die angesprochenen Power-Backs, Power plus oder Proten plus
Kombinationspräparate verschiedenster Zusammensetzung.

9.2 Anforderungen an eine sportgerechte Diabetesernährung

Was ist eine sportgerechte Diabetes-Ernährung?
Wodurch unterscheidet sie sich von den Anforderungen an eine allgemeine Diabetes-Diät?
Was soll der diabetische Sportler essen und trinken, um seine sportliche Leistungsfähigkeit zu fördern?

● Zunächst einmal sind die Anforderungen an eine ausgewogene bedarfsgerechte Basis-Ernährung zu erfüllen. Diese muß natürlich der diabetischen Stoffwechsellage sowie der jeweiligen Behandlung Rechnung tragen. (Siehe Kapitel Ernährung, ab Seite 32.)

Darüber hinaus sind je nach Trainingsumfang und Sportart weitere Kriterien zu berücksichtigen:

Eiweiß- und Kohlenhydratanteil in der Ernährung erhöhen

– Ein **Kraftsportler** muß zur Erreichung eines Kraftzuwachses den Eiweißanteil in seiner Ernährung erhöhen. Ohne entsprechende Eiweißzufuhr bringt selbst das intensivste Krafttraining nicht den erwünschten Zuwachs an Muskelmasse.
– Ein **Ausdauersportler** muß zur Steigerung seiner Ausdauerleistungsfähigkeit den Kohlenhydratanteil in seiner Ernährung erhöhen. Die Höhe des im Muskel mobilisierbaren Glykogens ist ausschlaggebend für das Leistungsvermögen.

Mineralstoffverluste durch geeignete Getränke ausgleichen

● Sport ist je nach ausgeübter Intensität und Sportart mit mehr oder weniger großen Schweißverlusten verbunden. Mit dem Schweiß wird nicht nur Wasser, sondern es werden auch wichtige Mineralstoffe, Spurenelemente und Vitamine ausgeschieden. Diese müssen durch **geeignete Getränke** wieder ersetzt werden.

Besondere Beachtung verdient die Ernährung in der Wettkampfsituation, da der Organismus vor allem im Wettkampf höchsten Belastungen ausgesetzt ist. Falsches Trink- und Eßverhalten kann der Grund für vorzeitige Ermüdung oder Aufgabe sein und kann das gesamte sportliche Training im Hinblick auf individuelle Höchstleistung in Frage stellen.

● Eine sportgerechte Ernährung muß die Voraussetzung für eine bestmögliche Bewältigung psychophysischer Leistungen schaffen; sowohl für kurzandauernde Leistungen als auch für langandauernde Leistungen, die Stunden dauern. Aus ernährungsphysiologischer Sicht bestehen dabei wesentliche Unterschiede zwischen Leistungssport und gelegentlicher sportlicher Betätigung.

● Bei der Zusammenstellung einer sportgerechten Diabetes-

Kohlenhydrate nicht nur nach BE berechnen

Ernährung kommt es auf die gezielte Auswahl geeigneter Lebensmittel in ganz besonderem Maße an.

Es genügt nicht, die Mahlzeiten nur nach ihrem BE-Gehalt zu berechnen und zusammenzustellen. Auch ist es nicht empfehlenswert, den Kohlenhydrat-Mehrbedarf ausschließlich durch Traubenzucker, Mars, Schokolade und Cola-Getränke zu decken, wie es viele Diabetiker praktizieren und es ihnen häufig sogar ausdrücklich empfohlen wird.

10. Schritt
Erfahrungsberichte älterer Typ II-Diabetiker

10.1 Mehr Lebensqualität durch regelmäßige Teilnahme an einem Sportprogramm
10.2 Gewichtsabnahme durch Diät und ein gezieltes Bewegungstraining
10.3 Konzept einer Sporttherapie für Typ II-Diabetiker
10.4 Kontraindikationen für die Teilnahme an einem Sportprogramm

10.1 Mehr Lebensqualität durch regelmäßige Teilnahme an einem Sportprogramm

Persönlicher Erfahrungsbericht

Die Erfahrung, daß Sport selbst älteren, sportlich ungeübten Menschen zum Lebensinhalt werden kann und die Lebensqualität ganz allgemein verbessert, machte Frau Erika Wirtz aus Köln. Hier ihre Schilderung:

»Als mein Arzt 1963 Diabetes bei mir feststellte, war ich 35 Jahre alt und wog 100 Kilo bei einer Größe von 175 cm. In den folgenden zwei Jahren wurde ich mit Tabletten behandelt. Da meine Stoffwechsellage sich jedoch verschlechterte, mußte ich auf Insulin umgestellt werden. Leider hatte ich meine Krankheit zunächst nicht sehr ernst genommen, was ein großer Fehler war, so daß ich heute unter Spätschäden leide. Eine bessere Aufklärung hätte dies verhindern können.

Als mein Mann nach schwerer Krankheit 1984 verstarb, erlitt ich einen Gehirnschlag und wurde mit sehr hohen Blutzuckerwerten und hohem Blutdruck ins Krankenhaus geliefert.

Man stellte meine Insulinanpassung neu ein und setzte mich auf strenge Diät mit nur 1000 Kalorien.

Am schlimmsten aber empfand ich den Rat des Arztes, ich solle in Zukunft Sport treiben. Ich, die in der Vergangenheit nie Sport getrieben hatte, sollte nun mit 56 Jahren – und das bei meinem Gewicht – damit beginnen!

Hilfeleistung beim Messen der Blutzuckerwerte

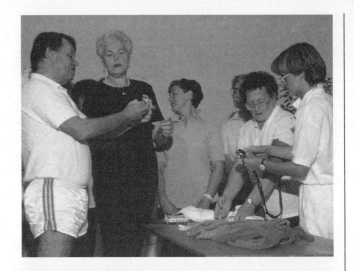

Spiele fördern nicht nur die Geschicklichkeit und Reaktionsfähigkeit sondern vor allem auch die sozialen Kontakte.

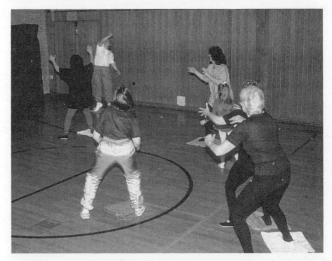

Dehnung und Kräftigung der Rücken- und Gesäßmuskeln

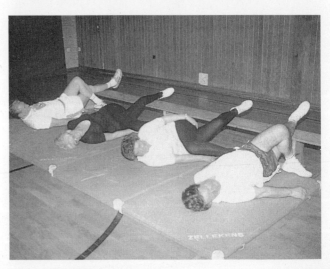

Ich hatte große Hemmungen zu überwinden, als ich mich auf eine Anzeige in der Presse hin bei der Diabetiker-Sportgruppe des MTV Köln anmeldete. Aber ich traf auf Gleichgesinnte. Ich muß sagen, die Gruppe gibt mir viel: Wir reden über unsere Probleme, tauschen Rezepte und Erfahrungen aus. Bald stellten sich auch die ersten Erfolge ein. Heute wiege ich nur noch 80 Kilo und meine tägliche Insulinzufuhr konnte ich von 80 auf 27 Einheiten senken.

Mehr Lebensqualität durch regelmäßigen Sport

Der Sport ist für mich zum Lebensinhalt geworden. Mit 59 Jahren lerne ich nun auch noch schwimmen. Allen Leidensgenossen kann ich aus meiner Erfahrung nur sagen, daß für mich Diät, Sport und Selbstkontrolle das ›A und O‹ der Diabetesbehandlung sind.«

● Frau Wirtz ist in der Kölner Sportgruppe die einzige Teilnehmerin, die Insulin spritzen muß. Durch Diät und Sport, aber vor allem durch die Gewichtsabnahme konnte sie ihre tägliche Insulindosis auf etwa ein Drittel verringern. Auch ihre hohen Blutdruckwerte haben sich zunächst mit, später ohne Medikamente normalisiert.

»Heute würde ich mich sogar einer normalen Sportgruppe innerhalb eines Sportvereins anschließen«, so Frau Wirtz, die am Anfang wie die meisten älteren Diabetiker wegen ihres Alters, ihres Übergewichts und ihrer Ungelenkigkeit große Hemmungen hatte.

10.2 Gewichtsabnahme durch Diät und ein gezieltes Bewegungstraining

Auch Frau Moll, eine 61jährige Teilnehmerin der Kölner Sportgruppe, berichtet:
»Innerhalb eines Jahres habe ich durch Diät und Sport 30 Pfund abgenommen. Blutzuckersenkende Tabletten, von denen ich früher täglich drei nahm, brauche ich heute überhaupt nicht mehr. Ich freue mich jede Woche auf die Sportstunde.«

● Auf die gewünschte Gewichtsregulation übt ein regelmäßig durchgeführtes geeignetes Sportprogramm gleich mehrere günstige Effekte aus:
1. Wird zusätzlich Energie verbraucht.
2. Wird die Regulation von Hunger, Appetit und Sättigung positiv beeinflußt, die bei vielen Menschen unzureichend funktioniert.

Steigerung der Insulinempfindlichkeit durch Sport

Der wesentliche Vorteil regelmäßiger körperlicher Bewegung liegt jedoch weniger in dem zusätzlichen Energieverbrauch, als vielmehr in der Steigerung der peripheren Insulinempfindlichkeit.

Der Körper wird wieder empfindlicher für das noch vorhandene Insulin. Bei insulinpflichtigen Typ II-Diabetikern führt dies zu einer Senkung des Insulinbedarfs. Bei Diabetikern, die mit blutzuckersenkenden Tabletten oder nur diätetisch eingestellt sind, kann sich die Insulinwirkung so verbessern, daß sogar die körperliche Insulinproduktion wieder ausreichen kann, die Blutzuckerwerte in akzeptablen Bereichen zu halten. Regelmäßige körperliche Bewegung beeinflußt nicht nur positiv die Gewichtsregulierung, sondern auch die physische Gesundheit und Fitneß. Frau Gerda Gross, die seit ihrer Jugend keinen Sport getrieben hat, stellt nach zweijähriger regelmäßiger Teilnahme fest:

Mehr seelisches und körperliches Wohlbefinden durch ein geeignetes Trainingsprogramm

»Ich hätte nicht gedacht, daß Sport so wichtig für mein Wohlbefinden ist. Seit ich Sport treibe, bin ich nicht mehr so müde. Der Kreislauf wird angeregt, auch geistig fühle ich mich frischer.«
Das Kölner Trainingsprogramm hat nicht nur günstige Einflüsse auf den Stoffwechsel. Einen weiteren wichtigen Stellenwert nehmen die Entspannungsübungen in modifizierter Form des autogenen Trainings ein.
Eine Teilnehmerin stellt fest: »Früher konnte ich ohne Tabletten nicht einschlafen. Heute mache ich zu Hause regelmäßig Entspannungsübungen. Im Geiste stelle ich mir dabei die Stimme unseres Sportlehrers vor, dadurch komme ich wesentlich schneller zu einem ruhigen Schlaf.«

10.3 Konzept einer Sporttherapie für Typ II-Diabetiker

Welche Anforderungen sind an ein geeignetes Sportprogramm mit sportlich ungeübten älteren Typ-II-Diabetikern zu stellen? Welche Voraussetzungen müssen Diabetiker für die Teilnahme an einem Sportprogramm erfüllen?
Wann dürfen Diabetiker keinen Sport treiben?
Dazu Diplomsportlehrerin Frau Sabine Romanowski, die das Kölner Trainingsprogramm in Zusammenarbeit mit dem Institut für Kreislaufforschung und Sportmedizin an der Deutschen Sporthochschule Köln sowie Prof. Michael Berger und seinem Team, Abteilung Stoffwechselerkrankungen und Ernährung der Universität Düsseldorf, mitentwickelt und über zwei Jahre erprobt hat:

Entwicklung und Durchführung eines Sportprogramms für Typ II-Diabetiker

»Das Sportprogramm umfaßt zwei Übungseinheiten pro Woche mit einer Dauer von 90 Minuten. Je nach Witterungslage wird das Programm im Freien oder in der Halle durchgeführt.

● **Gymnastikprogramm**
Die Sporttherapie umfaßt eine gezielte Ganzkörpergymnastik mit submaximalen Belastungen.

Ein gezielt abgestimmtes Programm

Die Übungen dienen der Erhaltung und Verbesserung der motorischen Hauptbeanspruchsformen. Der einleitende aufwärmende Teil beinhaltet Übungen der Flexibilität, Koordination sowie Übungen, die dem altersbedingten Abbau der Muskelkraft entgegenwirken.

Damit Herz und Kreislauf nicht überlastet werden, muß auf ein intensives Muskeltraining verzichtet werden.

Kräftigende Übungen werden nur in dynamischer Form mit Hinweis auf die regelmäßige Atmung durchgeführt. Die Verbesserung der lokalen Durchblutung ist besonders im ersten Teil der Übungseinheit sehr wichtig, da die Neigung zu peripheren Durchblutungs- und Regulationsstörungen in Folge von Nervenschädigungen mit steigendem Alter und besonders durch chronisch erhöhte Blutzuckerspiegel zunehmen kann. Die sensible Neuropathie (Nervenerkrankung) ist als Quelle von Störungen der Feinmotorik und als Verletzungsgefahr beim Sport zu berücksichtigen. Diabetiker mit einer peripheren Neuropathie haben Sensibilitätsstörungen an den Füßen, die dazu führen können, daß aufgrund der verminderten Schmerzempfindung kleine Verletzungen oder Blasen zu spät bemerkt werden. Da die Wundheilung bei Diabetes mellitus verlangsamt ablaufen kann, sollten Barfußübungen vermieden werden. Deshalb sollten vor allem Übungen zur Verbesserung der allgemeinen Ausdauerleistungsfähigkeit durchgeführt werden. Ebenso sollte bei Übergewichtigen ein auf Schnelligkeit angelegtes Lauftraining nicht durchgeführt werden. Jogging allein belastet zusätzlich die meist schon degenerativ (durch Verschleiß) veränderten Gelenke und Bänder älterer Menschen.

Kräftigende Übungen werden mit und ohne Handgeräte durchgeführt. Die Kräftigung der Muskulatur sollte vor allem der Verstärkung der großen Muskelgruppen der Wirbelsäule, der Becken- und Bauchmuskulatur sowie all jener Muskelgruppen dienen, die einen notwendigen Anteil am aktiven Halteapparat, speziell dem Sprung- und Kniegelenk darstellen. Bei allen Übungen wird auf die Vermeidung einer Preßatmung geachtet, weil diese zu unnötigem Blutdruckanstieg führen kann.

● **Entspannung**

Entspannungsübungen haben einen günstigen Einfluß auf das Blutdruckverhalten

Ein Schwerpunkt des Sportprogramms liegt in der Entspannung und Lockerung der Muskulatur sowie der Verbesserung der Gelenkigkeit, wie sie zur Bewältigung der Alltagsbewegungen benötigt werden. Spielerisch wird die Schulung und Verbesserung der Koordination und der Reaktion erarbeitet, die im Alter stark vernachlässigt werden. Vermieden werden schwunghafte Bewegungen und ruckhafte Rotationen (Drehbewegungen), vor allem im Bereich der Hals- und Lendenwirbelsäule, die in Folge von Durchblutungsstörungen des Gleichgewichtsapparates zu Schwindelgefühlen (und damit zu folgenschweren) Stürzen führen können.

● **Spiel**
Beim anschließenden Spielteil mit seinen hinführenden Spielformen und abschließendem Wettspiel sollen die Geschicklichkeit, Reaktionsfähigkeit, das Orientierungsvermögen sowie die sozialen Kontakte gefördert werden. Den Abschluß jeder Übungseinheit bilden Entspannungsübungen in modifizierter Form des autogenen Trainings, die einen günstigen Einfluß auf das Blutdruckverhalten ausüben sollen. Im Gegensatz zu den Spielformen bzw. einem Wettspiel, die über eine Aktivierung des autonomen Nervensystems zu einer Ausschüttung von Streßhormonen und damit zu einem Blutdruckanstieg führt, wird dagegen beim autogenen Training der gegenläufige Teil (Vagus) aktiviert. Das führt zu einem ruhigen entspannenden Ausklang der Übungseinheit. Weiter ist durch die Entspannungstechnik ein günstiger Einfluß auf die Hypertonie (Bluthochdruck) zu erwarten.

● **Durchführung des Sportprogramms**
Das Sportprogramm wird von einem Übungsleiter/Sportlehrer geleitet, der die Zusatzausbildung »Sport mit älteren Typ II-Diabetikern« absolviert hat. Diese Zusatzausbildung wird als Wochenlehrgang mit 60 Unterrichtseinheiten vom Behindertensportverband (BSNW) Nordrhein-Westfalen angeboten und ermöglicht damit ein landesweites Sportangebot für diesen neuen, wichtigen Bereich innerhalb der Palette der chronischen Erkrankungen.

● Die Teilnehmer an den Sportprogrammen werden aus versicherungstechnischen und organisatorischen Gründen Mitglieder eines Sportvereins. Da das Sportangebot den Bedingungen des Rehabilitationsangleichungsgesetzes von 1974 und der Gesamtvereinbarung von 1981 entspricht, können die Sporttherapiekurse für Typ II-Diabetiker von den Krankenkassen unterstützt werden.

Förderung durch die Krankenkassen

Durch diese Kostenbeteiligung könnten die Kosten für Sportlehrer, betreuenden Arzt sowie Notfallausrüstung zum größten Teil aufgefangen werden. Nach einer Anpassungszeit von 1 bis 1½ Jahren könnte die geschlossene Gruppe den Breitensportprogrammen für ältere Menschen angeschlossen werden, die ohne einen betreuenden Arzt allein durch einen speziell für den Alterssport ausgebildeten Sportlehrer betreut wird. Damit kann die Förderung der Krankenkassen wegfallen, und die Gruppen tragen sich durch Mitgliedsbeiträge selbst. Aufgrund der zu erwartenden Anpassung von Herz/Kreislauf, Gelenken, Bändern und durch die Kenntnisse über Intensität, Dauer und Art der Belastungen, Wirkungsweise der Nahrung und Antidiabetika (blutzuckersenkende Tabletten) auf den Blutzuckerspiegel vor und nach dem Sport, kann das Stoffwechselverhalten besser eingeschätzt werden.

● Um die Bewegungstherapie möglichst gut und mit individueller Belastungsdosierung durchführen zu können, sollte vor der Aufnahme eines Sportprogramms eine gründliche medizinische Untersuchung stattfinden. In der Regel kann diese vom behandelnden Hausarzt oder einem Arzt mit der Zusatzbezeichnung »Sportmedizin« vorgenommen werden. Vor Sportbeginn sollten auf jeden Fall Herzfunktion, Blutdruck und Blutzuckerverhalten unter Belastung kontrolliert und die Belastungs-Leistungsfähigkeit ermittelt werden.

Alle Kurse werden ärztlich betreut. Die Teilnehmer haben Gelegenheit, vor und nach dem Sport ihren Blutdruck und Blutzucker sowie ihre Pulsfrequenz durch den betreuenden Arzt kontrollieren zu lassen und empfinden diese Betreuung als angenehm und beruhigend.

● **Gesteigertes Selbstwertgefühl durch direkte Erfolgserlebnisse**
Durch die Erfahrungen und die Beurteilung der eigenen Leistungsfähigkeit gewinnen die Teilnehmer Sicherheit und Selbstvertrauen bei der Einschätzung von anderen körperlichen Belastungen im Alltag.

10.4 Kontraindikation für die Teilnahme an einem Sportprogramm

Wann soll kein Sport betrieben werden?

Sport kann auch unterfordern und dann nichts bringen. Sport kann aber auch überfordern und dann mehr schaden als nutzen. Wann ist Sport verboten? Welche Komplikationen verbieten die Teilnahme an einem Sportprogramm?
Dazu Privatdozent Dr. Hans J. Cüppers, Oberarzt der Medizinischen Klinik des Ferdinand-Sauerbruch-Klinikums/Wuppertal:
»Bestimmte Komplikationen des ständig zu hohen Blutzuckerspiegels können eine Kontraindikation für die Teilnahme an einem Sportprogramm für Diabetiker darstellen. Das sind z. B. schwere Veränderungen des Augenhintergrundes (Retinopathie) mit der Gefahr der Glaskörperblutungen infolge Blutdrucksteigerungen. Ebenso stellt eine schwere autonome Neuropathie (Nervenerkrankung des Herzens, der Extremitäten) oder Nephropathie (schwere Nierenerkrankung) bei Dialysepflichtigkeit eine Kontraindikation für sportliche Betätigung dar. Bei einer schweren peripheren Neuropathie (Nervenerkrankung der Beine) besteht eine erhöhte Verletzungsgefahr der Füße, weil die Sensibilität in diesem Bereich häufig gestört ist. Diabetiker mit einer sehr instabilen Stoffwechsellage, dem sogenannten Brittle Diabetes, sollten ebenfalls keinen Sport treiben, da die Gefahr einer schweren Stoffwechselentgleisung im hyper- oder hypoglykämischen Bereich immer gegeben ist.«

Literaturverzeichnis

Bayer Diagnostic: Schulungsunterlagen für Typ I-Diabetiker, München
Boehringer Mannheim GmbH: Das Blutzuckergedächtnis HbA$_1$
Berger, Michael: Diabetes und Sport, Behinderung und Sport 2/1988, S. 30
Best, Frank: Insulinpumpen, Insuliner-Verlag, 3550 Marburg, 1985
Best, Frank: Persönliche Mitteilung. 5/1988
Breuer-Schüder, Rosemarie: Für immer schlank durch Bewegungstraining und gezielte Ernährung. sportinform Verlag, Oberhaching, 2. Auflage 1987
Breuer-Schüder, Rosemarie: Leistungssteigerung durch gezielte Ernährung. Ausgesuchte Rezepte und Empfehlungen für Ausdauerläufer. Verlag Meyer & Meyer, Aachen, 2. Auflage 1987
Breuer-Schüder, Rosemaire: Mehr Wissen Mehr Leisten. Eine Ernährungslehre für Sportler und Trainer. Verlag Meyer & Meyer, Aachen, 2. Auflage 1988
Diabetes Sprechstunde (1987) 3, Nr. 3. Meducation Publishing, c/o Clyancourt AG, Sihlbruggstr. 105, CH-6340 Baar
Draheim, Andrew: Anmerkungen zum Thema Sport und Diabetes. Diabetes-Journal 8/1987
Draheim, Andrew: Persönliche Mitteilung 5/1988
Drugofa GmbH: Was? Wann? Wieviel? darf ein Diabetiker essen. Köln 1988
Drugofa GmbH: Sprach- und Reiseführer für Diabetiker. Praktische Tips, Redewendungen und Wörter in sechs Fremdsprachen. Köln 1986
Esser, Lydia: Erfahrungsbericht über ein Bewegungs- und Sportprogramm für Diabetiker. Diät-Information Sept./Okt. 1986
Gesierich, Karen: Trotz der Spritze an die Spitze. Behinderung und Sport, 2/1988
Jörgens, Viktor, Kronsbein, Peter und Berger, Michael: Wie behandle in meinen Diabetes. Für Diabetiker, die nicht Insulin spritzen. Verlag Kirchheim, Mainz 1984
Jörgens, Viktor und Berger, Michael: Mein Buch über den Diabetes mellitus. Ausgabe für Diabetiker, die Insulin spritzen. Kirchheim Verlag, Mainz 1983
Kasper, Heinrich: Ernährungsmedizin und Diätetik. 6. Auflage, Urban & Schwarzenberg, 1987
Kemmer, Friedrich W.: Was ein Diabetiker beim Sport alles beachten muß. Diabetes-Journal 2/1984
Kemmer, Friedrich W.: Diabetes und Sport ohne Probleme. Verlag Kirchheim, Mainz 1986
Kemmer, Friedrich W., Berger, Michael (1983): Exercise and Diabetes mellitus – Physical activity as part of daily life and its role in the treatment of diabetic patients. Intern. J. Sport Med. 4: 77–88
Kleinschnittger, Jochen: Persönliche Mitteilung 5/1988
Klimt, Ferdinand: Diabetes mellitus und Sport. Der Kinderarzt, 16. Jg. 1985 Nr. 4
Krönke, H. J.: Basis-Bolus-Insulin-Regime. Diabetes-Journal 5/1988
Krönke, H. J.: Diabetes. Falken-Verlag, 1987
Kotzian, Manfred: Persönliche Mitteilung 5/1988

Lampe, Ludwig: Institut für Kreislaufforschung und Sportmedizin an der Deutschen Sporthochschule Köln. Persönliche Mitteilung 5/1988

Nehls, Ferdi: Persönliche Mitteilung 5/1988

Mehnert, Hellmut, Standl, Eberhard: Ärztlicher Rat für Diabetiker. Georg Thieme Verlag Stuttgart, 4. Auflage 1987

Nordisk GmbH: Schulungsunterlagen für Typ-II-Diabetiker. Wissenswertes und Praktisches in Frage und Antwort. München 1986

Novo Industrie GmbH: Arbeitsbuch zum Diabetiker-Lehrprogramm. Mainz 1985

Piendl, Anton und Meierhöfer, Ingrid: Diabetes und Diabetiker-Gränke, Teil I. Getränkefachgroßhandel 4/1978

Piendl, Anton und Meierhöfer, Ingrid: Diabetes und Diabetiker-Getränke, Teil II. Getränkefachgroßhandel 9/1987

Renner, R., Ruhland B.: Anpassung der Insulindosis und Diät bei sportlich aktiven Diabetikern. Diabetes-Journal 10/1987

Romanowsky, Sabine: Zucker ist kein Hindernis. Behinderung und Sport 2/1988

Romanowsky, Sabine: Konzept einer Sporttherapie für Typ-II-Diabetiker. Herz, Sport und Gesundheit, 3/1987

Sailer, Dietmar: Abteilung für Stoffwechsel und Ernährung, Medizinische Universitätsklinik Erlangen. Persönliche Mitteilung, 5/1988

Strödter Wolfgang: Persönliche Mitteilung 5/1988

Toeller, Monika: Diabetes heute, Ernährungstherapie bei Typ II-Diabetes. Diabetes Dialog, Eli Lilly GmbH, Bereich Diabetes, Mai 1987

Willms, G.: Diabetes und Sport; Herz, Sport und Gesundheit, 2/1987

Register

Adrenalin 71
Altinsuline 19
Aufteilung des Energiebedarfs 36 f.
Ballaststoffaufnahme 41
Ballaststoffreiche Lebensmittel 34
Basalrate 18, 60
Basis-Bolus-Insulinkonzept 19 f.
BE, Beispiel 34
BE, Berechnungseinheit für Kohlenhydrate 32 f.
Beeinflussung des Blutzuckerspiegels 52
Berechnungseinheit für Kohlenhydrate 32 f.
Bewegungstraining 101
Blutzucker 9 f.
Blutzuckerbestimmung vor, während und nach dem Sport 65 f.
Blutzuckerkontrolle 66 f.
– beim Sport 55 f.
– Schnelltest 65
Blutzuckerentstehung 27
Blutzuckerspiegel, Beeinflussung 52
Blutzuckerspiegel, Regulierung beim Nichtdiabetiker 17 f.
– Senkung 14
Blutzuckerspitzen 37
Blutzuckerverhalten und Sport 48
Bolus 18
Cortisol 71
Diabetikerausweis 24
Diabetikerbehandlung 47
Diabetesformen, Unterscheidungsmerkmale 16
Diabetes, Hauptformen 12 ff.
Diabetes-Diät 36 f.
Diabetes-Einstellung 14
Diabetesgerechte Einstellung 14
Diabetesgerechte Ernährung 94 ff.
– Anforderungen 97 f.
Diabetes mellitus 9 ff.
– Ursache von 9 f.
Diabetiker-Süßwaren 35
Diabetiker, sporttreibender 23 f.
Diät 101
Diätetisches Prinzip 40 f.
Durstgefühl 12

Einfachzucker 28
Erfahrungsberichte diabetischer Leistungssportler 78 ff., 99 ff.
Ernährungsgewohnheiten 31
Ernährungsverhalten, sport- und diabetesgerechtes 30
Ernährung, diabetesgerechte 94 ff.
– Anforderungen 97 ff.
Energiebedarf, Aufteilung 36 f.
– persönlicher 35
Entspannung 103
Erwachsenendiabetes 12 ff.
Fettspeicher 30
Freie Kohlehydrate 34
Gefahren bei sportlicher Betätigung 57
Gegenregulation 71
Gelegenheitssportler 61
Getränke 38 f.
Gewichtsabnahme, wirkungsvolle 36
Gewichtsreduktion 13
Glukagon 71
Glukagon-Spritzen 75
Glykogenspeicher 28 f.
Grundausrüstung für Sport und Urlaub 68 f.
HbA$_1$-Wert 14 ff.
Human-Insulin 21 f.
Hypoglykämie 60
– Sofortmaßnahmen 73 f.
– Warnzeichen und Auftreten 70 ff.
Hypoglykämische Reaktion 72
Hypoglykämischer Schock 72
Insulin 9 ff.
– Aufgabe von 10
– Beeinträchtigung der Wirkung 13
– Wirkungsprofil 23
Insulinarten, Wirkungsverlauf 23 f.
Insulinbehandlung, Möglichkeiten 19 f.
Insulingewinnung 21 f.
Insulinmangel 10 f.
Insulinpumpen 19 f., 21
Insulinpflichtiger Sportler 51 f.
Insulinzufuhr 17
Intermediärinsuline 19

Jugendlichendiabetes 12 ff.
Kalorienfaktoren 35
Ketvazidose 57
Kohlenhydrate 25 ff.
– Einteilung und Vorkommen 26
– freie 34
Kohlenhydratanteil in der Ernährung 30
Kohlenhydrataufnahme 27, 61
Kohlenhydrateinteilung in Gruppen 33 f.
Kombinationsinsuline 19
Kontraindikationen 105 ff.
Lebensmittelauswahl zur Gewichtsabnahme 44 f.
Lebensmittel, ballaststoffreiche 34
Leistungsorientierte Sportler 61
Mahlzeiten, praktische Tips 44 f.
Maßnahmen für das Training 63
Mischinsuline 19
Mody-Diabetes 15
Möglichkeiten der Insulinbehandlung 19 f.
Nährstoffverteilung 36 f.
– für Diabetiker 30
Nierenschwelle 11 f.
Normalinsuline 19
Oligosacharide 63
Persönlicher Energiebedarf 35
Prinzip, diätetisches 40 f.
Pumpenträger, Vorsichtsmaßnahmen 59 f.
Richtlinien für sportliche Betätigung 54 ff.
Senkung des Blutzuckerspiegels 14
Sofortmaßnahmen mit Hypoglykämie 73 f.

Sportliche Betätigung, Richtlinien 54 ff.
Sporttherapie 102 f.
Sporttreibender Diabetiker 23 f.
Sportverbot 57
Sport als Diabetestherapie 46 ff.
Sport, Gefahren 57
Sport und Blutzuckerverhalten 48
Sport in der Praxis 55
Sportler, insulinpflichtiger 51 f.
Stoffwechselvogänge 49 ff.
Superkompensation 29
Süßstoffe 35
Tabelle Kohlenhydrat BE 62
Tips für die Zubereitung von Mahlzeiten 44 f.
Training, Maßnahmen 63
Typ I, Jugendlichendiabetes 12 ff.
Typ II, Erwachsenendiabetes 12 ff.
Untersuchungsmerkmale der Diabetesformen 16
Unterzuckerung 22, 52, 70 ff.
– Vermeidung 95 f.
– vorbeugende Maßnahmen 53 f.
Vermeidung von Unterzuckerung 95 f.
Verzögerungsinsuline 19
Vorsichtsmaßnahmen für Pumpenträger 59 f.
Wirkungsverlauf der Insulinarten 23 f.
Wochenplan 50
Zuckeraustauschstoffe 34 f.
Zuckerhämoglobin 15

sportinform-Autoren, die etwas zu sagen haben...

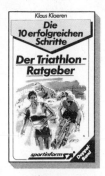
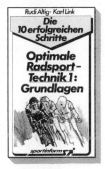
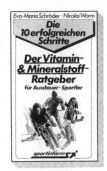
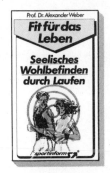
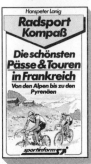
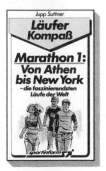
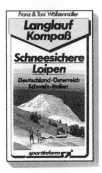
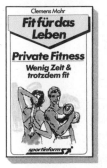
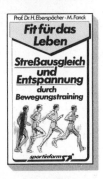
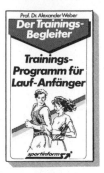
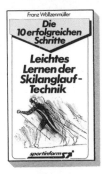
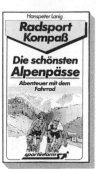
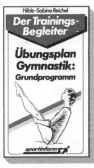
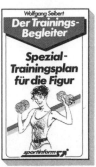
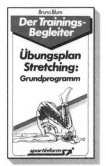
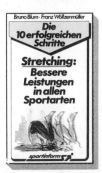

...praxisnah, verständlich, kompetent!

Bücher, die Sie lesen sollten:

Rosemarie Breuer-Schüder

Leistungssteigerung durch gezielte Ernährung

Ausgesuchte Rezepte für Ausdauerläufer

Dieses Buch ist auf den neuesten Erkenntnissen der sportspezifischen Ernährung aufgebaut und richtet sich an alle Ausdauersportler — ob Spitzen- oder Hobbysportler —, welche durch gezielte Ernährung eine Steigerung ihrer sportlichen Leistungen erfahren möchten.
Hier ist eine ideale Verbindung zwischen Theorie und Praxis, wissenschaftlicher Akribie und guter Allgemeinverständlichkeit, raffiniert ausgeklügelten Rezeptvorschlägen und leichter Nachvollziehbarkeit in einer Art und Weise gelungen, welche dieses Fachbuch für den interessierten Sportler zu einem Lesevergnügen werden läßt.

Neu im Programm!

144 Seiten, zahlreiche Farb- und S/W-Abbildungen, gebunden, DIN A5

ISBN 3-924515-01-8   DM 24,80

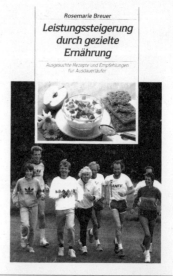

Rosemarie Breuer-Schüder

Mehr wissen — mehr leisten

Eine Ernährungslehre für Sportler und Trainer

Auszug aus dem Inhalt:
Unsere wichtigen Lebensmittelgruppen: Kleine Warenkunde für den Sportler — Orientierungshilfen für den Alltag. Schlankheits- und Fitneßdiäten auf dem Prüfstand — was sie versprechen und was sie halten.
Abnehmen, fit werden und fit bleiben: Ein Ernährungsprogramm im Baukastensystem.
Einfluß einer optimalen Vitamin- und Elektrolytbilanz auf Gesundheit und Sportleistung.
Nährwerttabellen für den täglichen Gebrauch mit Vitamin- und Mineralstoff-Angaben, umgerechnet in praxisgerechte Portionen.

Neu im Programm!

200 Seiten, zahlreiche Farb- und S/W-Abbildungen, gebunden, DIN A5

ISBN 3-924515-04-2   DM 29,80

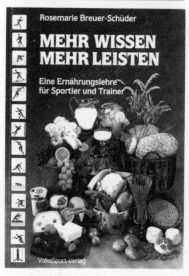

Bücher, die Sie lesen sollten:
Die Bücher erhalten Sie im Buchhandel
Meyer & Meyer Verlag, Aachen.